JN303257

Let's ask
a doctor
mental
health

心のお医者さん
に聞いてみよう

# 境界性パーソナリティ障害は治せる!

## 正しい理解と治療法

市橋クリニック院長
市橋秀夫 監修

大和出版

# はじめに

パーソナリティ障害の苦しみは本人だけでなく、家族や友人、あるいは職場の人や恋人など、周囲にいる大切な人にもおよびます。この障害は自分の責任でなったのではありません。犯人探しをすることも建設的ではありません。

パーソナリティ障害は性格や人格のゆがみではありません。治すことができる障害です。どうしたら健康になるのかを本人と周囲の人が考えてゆくことが大切でしょう。そのために、この障害の心のしくみ（病理）を理解し、どのようなアプローチが有効であるのかを知りましょう。

我が国では精神療法の保険報酬が驚くほど低く、時間のかかる精神療法は自由診療でしか対応できないという現実があります。さらにパーソナリティ障害の治療をおこなえる精神科医も臨床心理士も多くはありません。しかし、丹念に探せばきっとよい医師とセラピストを見つけることができると思います。希望をもって治療を受けてみましょう。

本書はご本人の職場や学校、親しい人たちがパーソナリティ障害の理解と対応を学ぶこともできるように書きました。当事者にとっても、きっと健康になれるヒントを発見できると思います。

市橋秀夫

CONTENTS



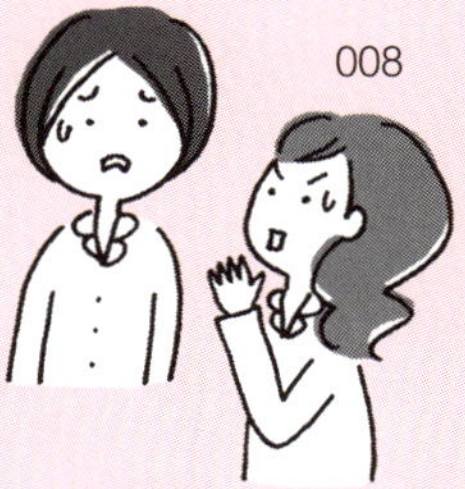



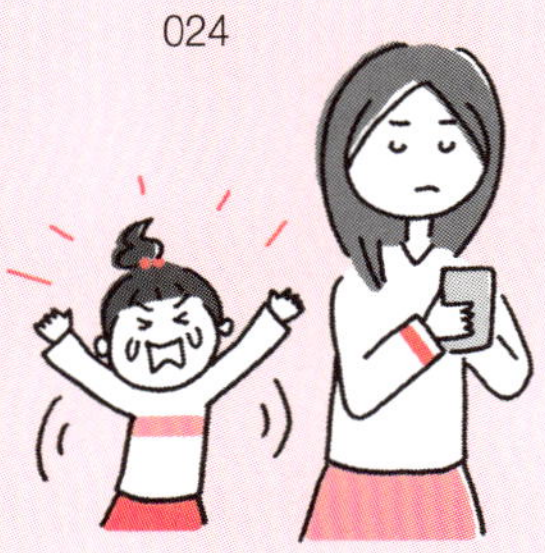

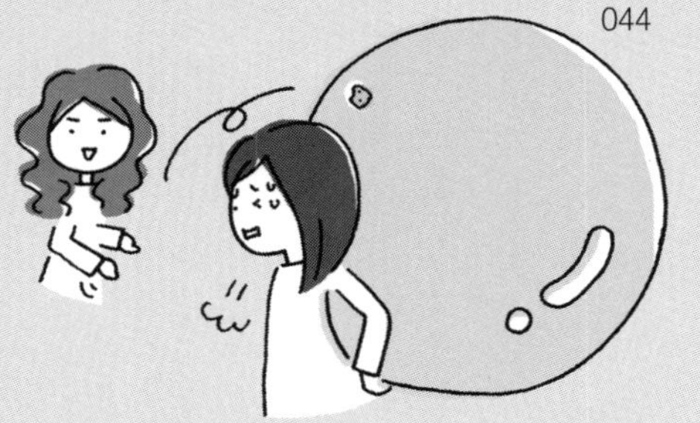

CONTENTS

CONTENTS



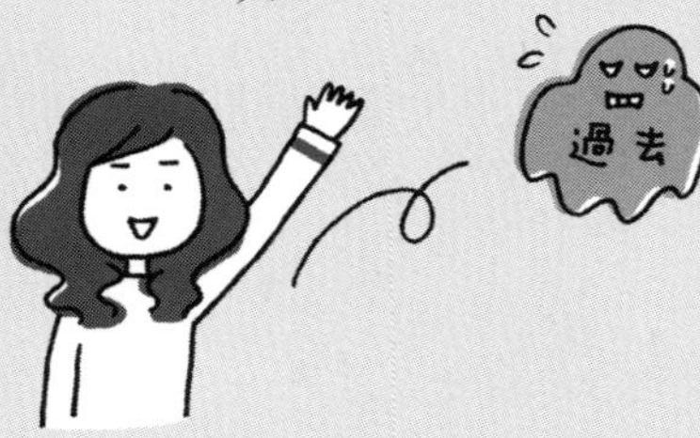





本文デザイン…工藤亜矢子(OKAPPA DESIGN)
本文イラスト…加藤友佳子

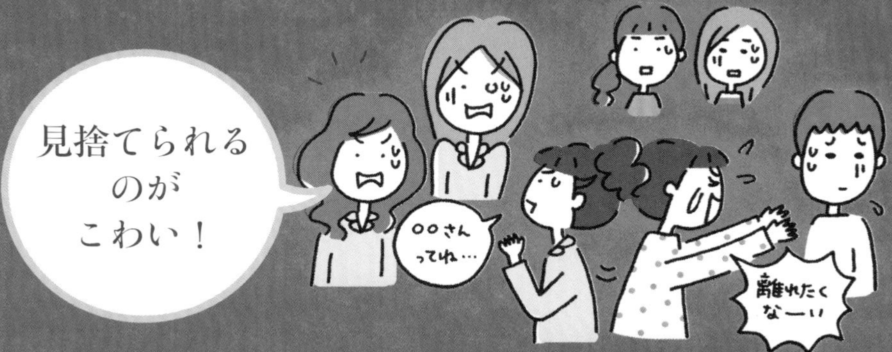
見捨てられるのがこわい！
○○さんってね…
離れたくなーーい

Part.1

# ケースで見る境界性パーソナリティ障害

## ● パーソナリティ障害とは

# 考え方、行動のパターンが いつも周囲とのトラブルに

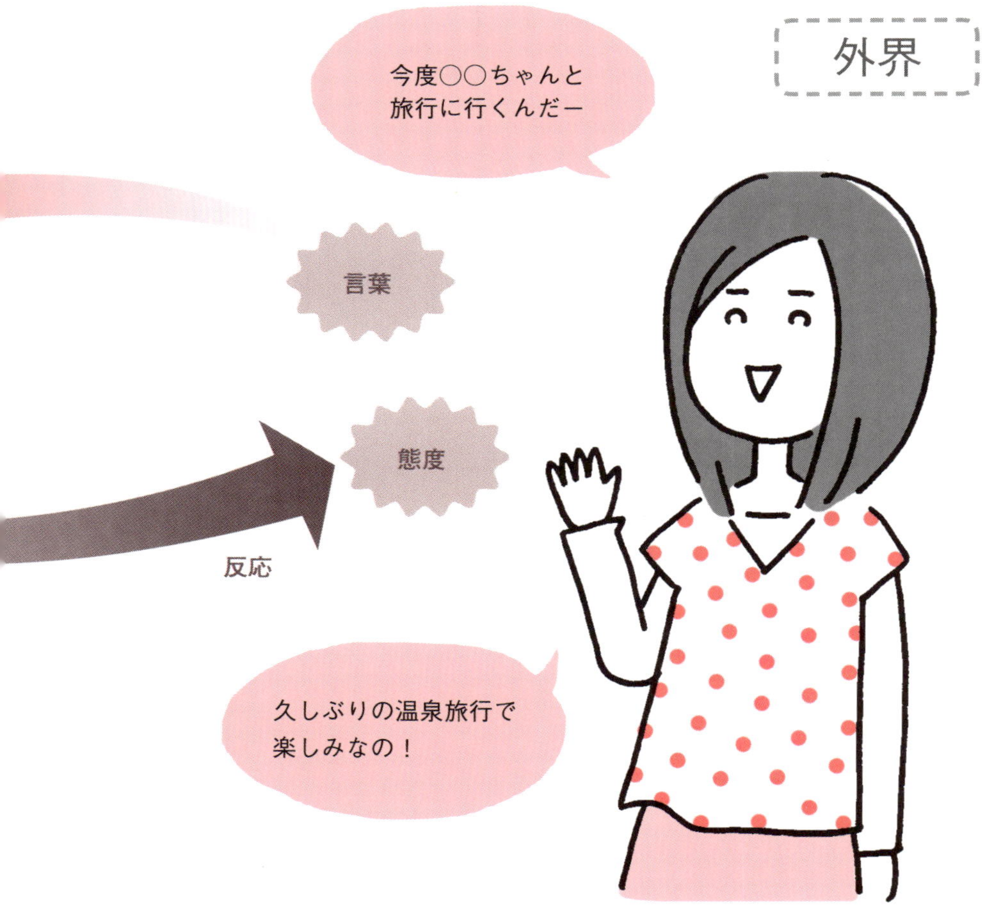
外界
今度○○ちゃんと旅行に行くんだー
言葉
態度
反応
久しぶりの温泉旅行で楽しみなの！

パーソナリティとは、外界からの刺激に対する、その人固有の受け止め方や反応のパターンのことです。刺激に対して、特有の病的な反応を示すのがパーソナリティ障害です。境界性パーソナリティ障害の人は、拒否されたり、見捨てられたりすることに対して過剰に反応するという特徴があります。

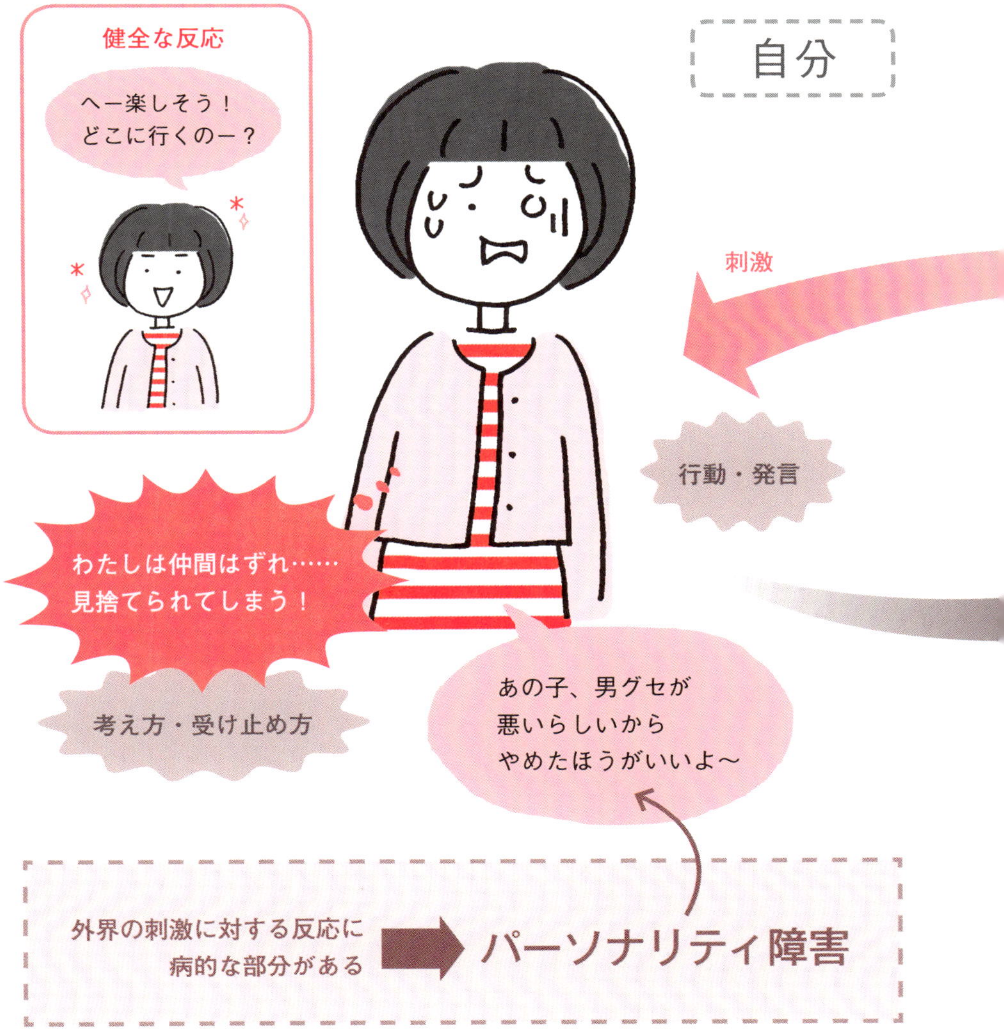
健全な反応
へー楽しそう！
どこに行くのー？
自分
刺激
行動・発言
わたしは仲間はずれ……
見捨てられてしまう！
考え方・受け止め方
あの子、男グセが
悪いらしいから
やめたほうがいいよ～
外界の刺激に対する反応に
病的な部分がある
パーソナリティ障害

Case 1

# リストカットをくり返し、母親を困らせる

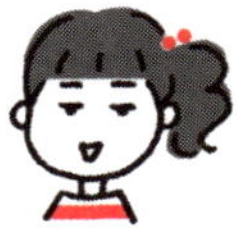

Aさん
（19歳・大学生）

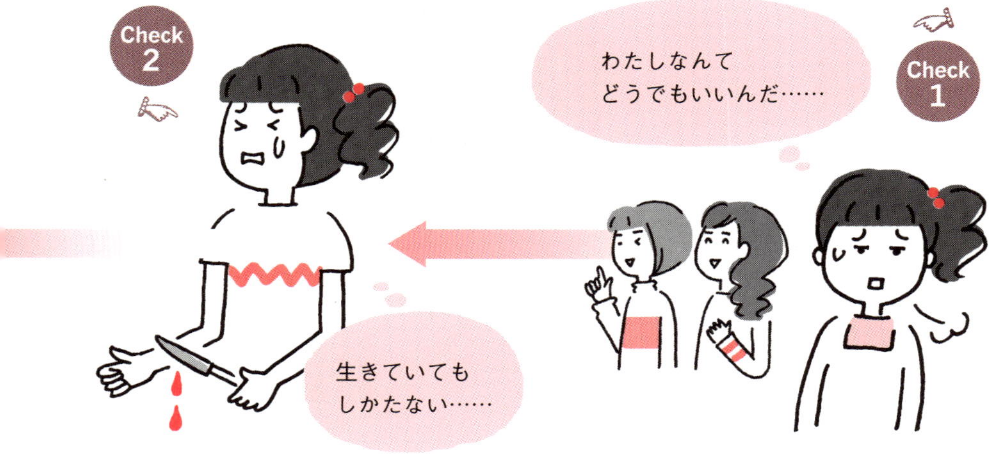

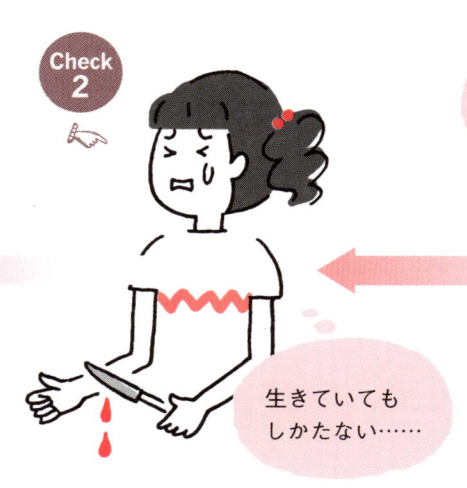


希望の大学に入学したものの、うまく馴染めず、友達ができなかったAさん。

このまま生きていてもしかたないと感じ、家にあったカッターでリストカットをしてしまった。

**Check 1**

「自分なんてどうでもいい」という**自暴自棄の感情**（36ページ）にとらわれている。

**Check 2**

生きていてもしかたないと感じ、自分を傷つけようとする、**自傷・自殺企図**（44ページ）がはじまった。

それを見た母親はパニックに。泣きながら彼女を引き止めた。周囲が心配してくれたので、Aさんの心は和らいだ。

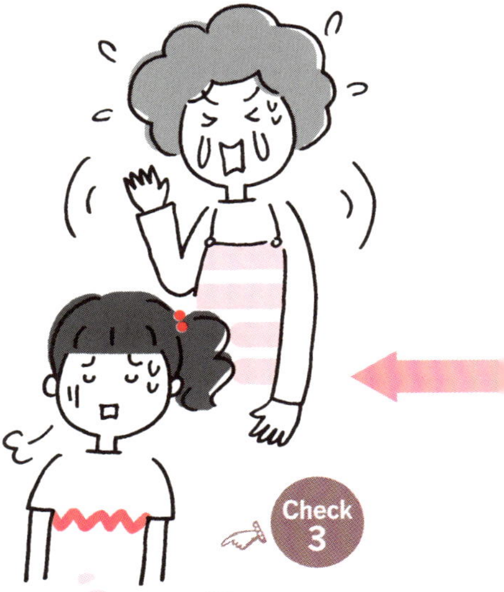
Check
3

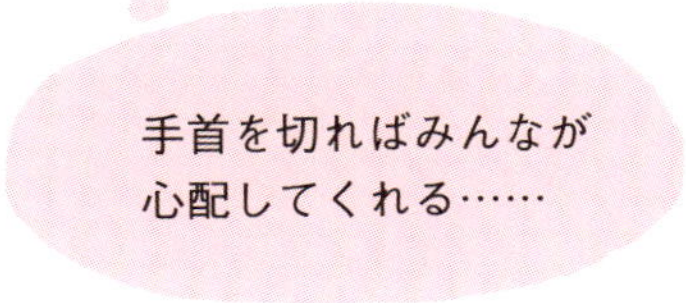
手首を切ればみんなが
心配してくれる……

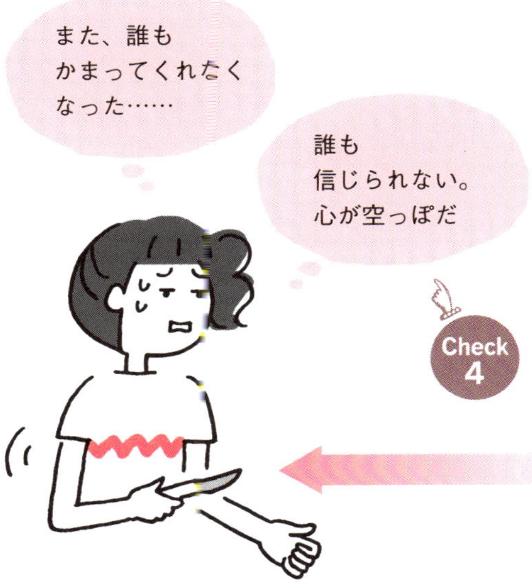
また、誰も
かまってくれなく
なった……
誰も
信じられない。
心が空っぽだ
Check
4

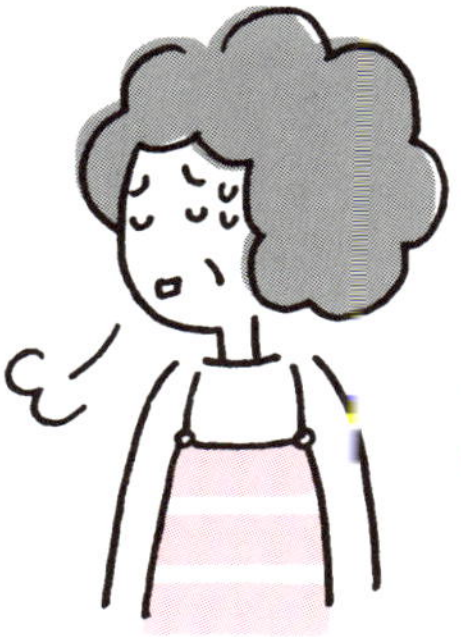

それ以来リストカットをくり返すものの、周囲からは「どうせ死なないのだろう」と相手にされなくなり、さらに孤独感をつのらせるように。

### Check 3

周囲は自傷行為を見ると慌てふためく。本人はそこで**「かまってもらえる」という安心感**を抱くようになる。

### Check 4

結果的に「誰もかまってくれなくなった」という**空虚感**（32ページ）が生まれる。

Case 2

# 悪口を言いふらし、人間関係を破壊する

Bさん
（25歳・会社員）

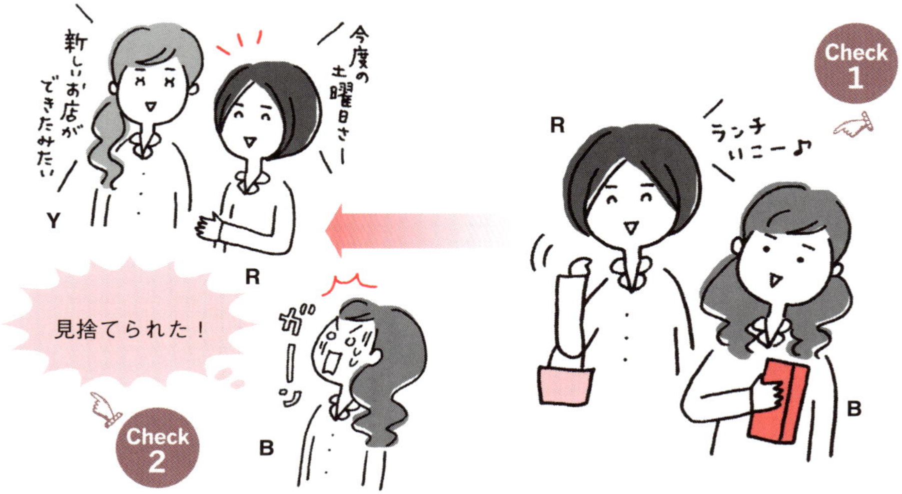


Bさんと R さんは同期入社で仲良し。Bさんは R さんを大事な親友だと思っていた。

しかし、R さんが別の部署の Y さんと仲良くしているのを目撃してしまう。

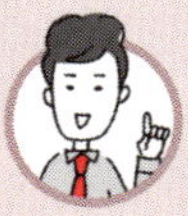

## Check 1

ひとりの人と仲良くなると、とことんベッタリと**依存**（48ページ）してしまう傾向がある。

## Check 2

周囲が驚くほどささいなことがきっかけとなって、**「見捨てられた」**と強く感じる。

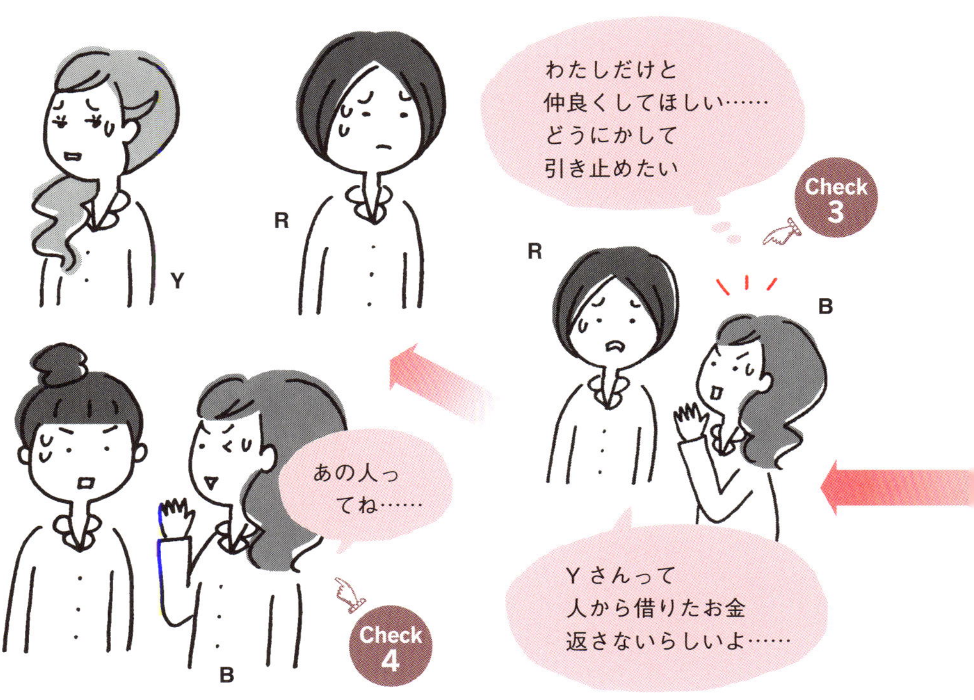

わたしだけと
仲良くしてほしい……
どうにかして
引き止めたい
Check 3
R
B
Yさんって
人から借りたお金
返さないらしいよ……
Y
R
あの人って
てね……
Check 4
B


Bさんは見捨てられたくない一心で、RさんにYさんの悪口を吹き込むようになった。YさんとRさんの仲は険悪に。

Bさんは新しい相手をターゲットにしては同様のことをくり返し、誰からも信頼を得られなくなり、孤立してしまった。

### Check 3

自分の思い通りに相手をコントロールしようとする**対人操作**（42ページ）がはじまった。

### Check 4

最終的にはそのコミュニティにいられなくなり、**「見捨てられ不安」**が強化されてしまう。

Case 3

# 彼にベッタリ依存し、お互いボロボロに……

Cさん
(25歳・会社員)

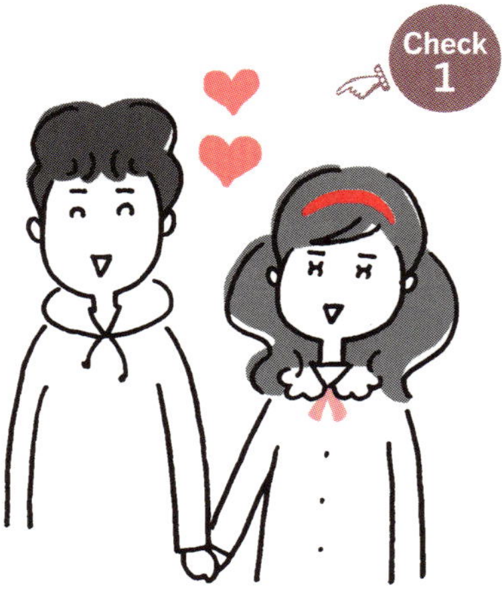


Cさんは憧れの彼とつき合って3ヵ月。毎日彼と会って、ラブラブな状態が続いていた。

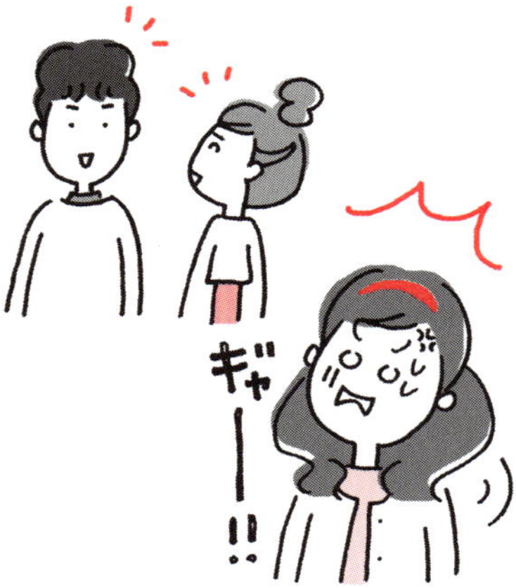


しかしある日、彼が別の女の子と一緒に歩いている姿を偶然目撃してしまった。

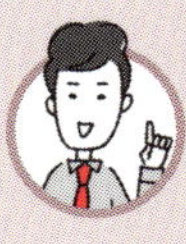

### Check 1

若い女性に多い境界性パーソナリティ障害。恋人に対して強い**依存**（48ページ）をするケースがよく見られる。

### Check 2

「あんなに大好きだったのになぜ？」と周囲が驚くほど、急激に相手を憎んで**攻撃**（49ページ）をはじめる。

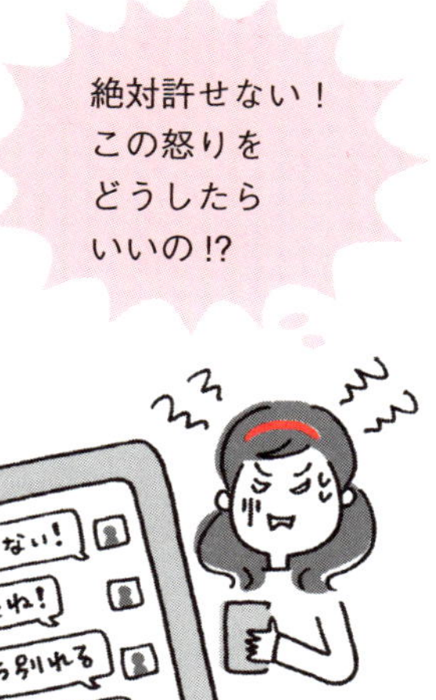
絶対許せない！
この怒りを
どうしたら
いいの⁉

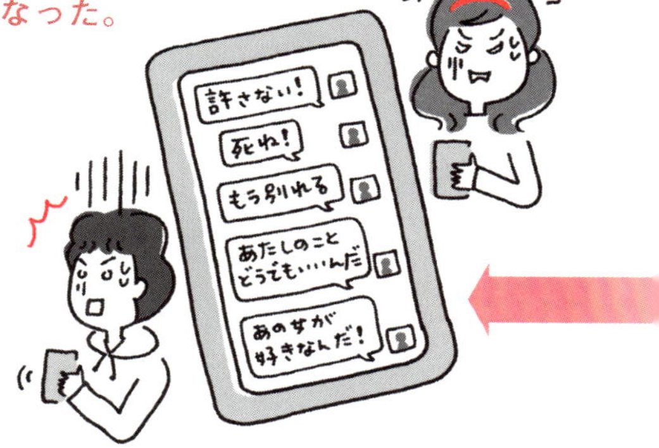
許さない！
死ね！
もう別れる
あたしのこと
どうでもいいんだ
あの女が
好きなんだ！

Check 2

「ただの友達」という彼の話にも耳を傾けず、延々と彼に怒りをぶちまけ続けるようになった。

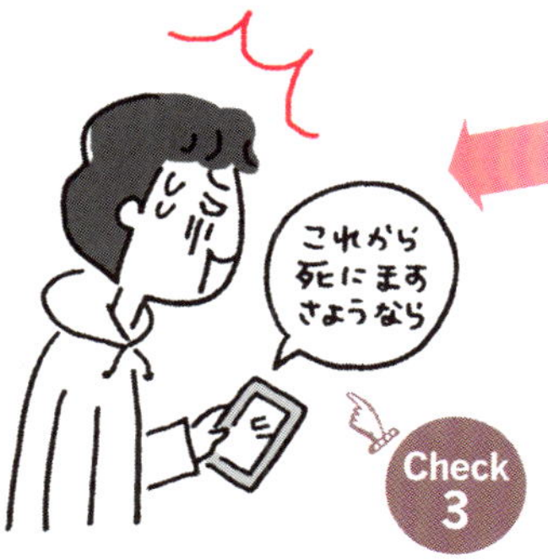
これから
死にます
さようなら

Check 3

そして最後には自殺をほのめかすようなメッセージを残し、彼は大慌て。

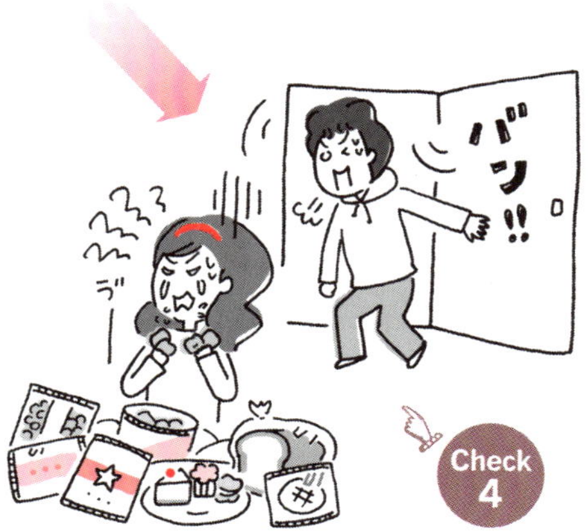
バン!!

Check 4

彼が慌ててCさんの家に駆けつけると、やけ食いをして吐くCさんの姿が……。それ以来、「死んでやる」と、彼を困らせることが増えた。

### Check 4

過食や浪費などの**衝動的行動**（50ページ）も、境界性パーソナリティ障害の典型的な症状のひとつ。

### Check 3

**自殺企図**（44ページ）をして相手の気を引こうとする。実際に死にいたることは少ないので、周囲は振り回される。

Case 4

# 寂しさにおそわれ、何人もの男と寝続ける

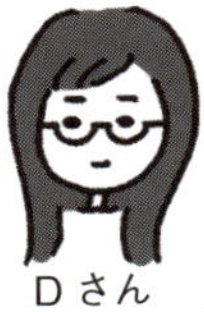

Dさん
（30歳・会社員）

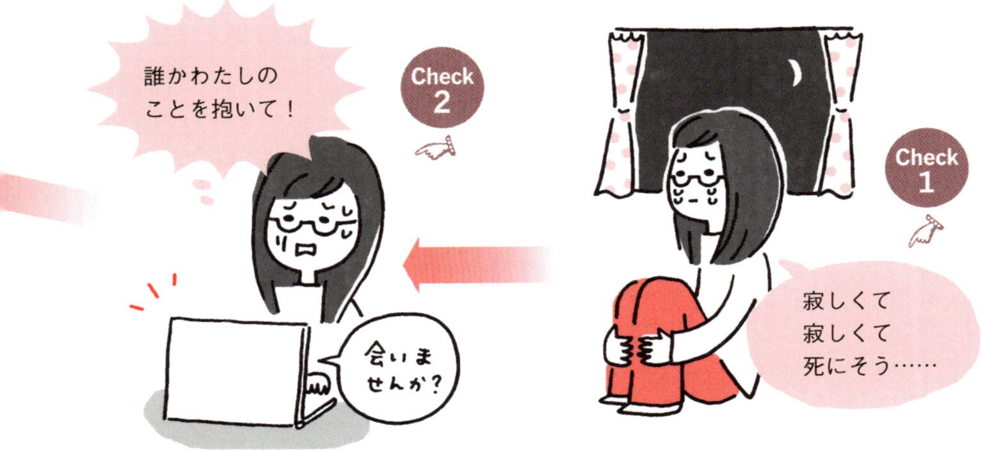

Check 1
寂しくて
寂しくて
死にそう……
Check 2
誰かわたしの
ことを抱いて！
会いま
せんか？


昼間は会社で真面目に働くDさん。夜になると、どうしようもない寂しさと不安におそわれる。

誰かに触れたい――急激に性欲が高まり、衝動的に出会い系サイトにアクセスしてしまった。

**Check 1**

いてもたってもいられないほどの**よるべのない不安**（35ページ）におそわれている。

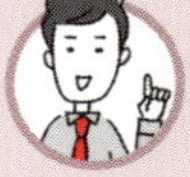

**Check 2**

寂しさや不安を紛らわすために、何人もの異性と寝るなど、**性的逸脱**（46ページ）に走る女性もいる。

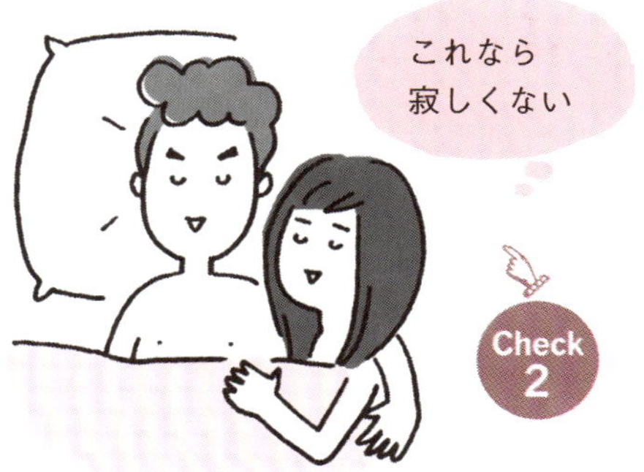
これなら
寂しくない
Check
2

出会い系サイトで知り合った見ず知らずの男の人とセックスをすると、その間だけは寂しさが紛れた。

冷静になってみると自分の行為を後悔し、憂うつな気分に押しつぶされそうになる。

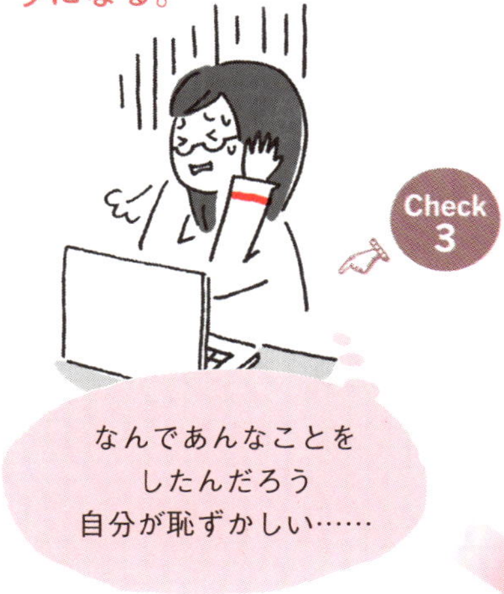
Check
3
なんであんなことを
したんだろう
自分が恥ずかしい……

しかし夜になると再び寂しさと性欲が高まり、新しい相手を見つけては関係をもつことをくり返してしまう……。

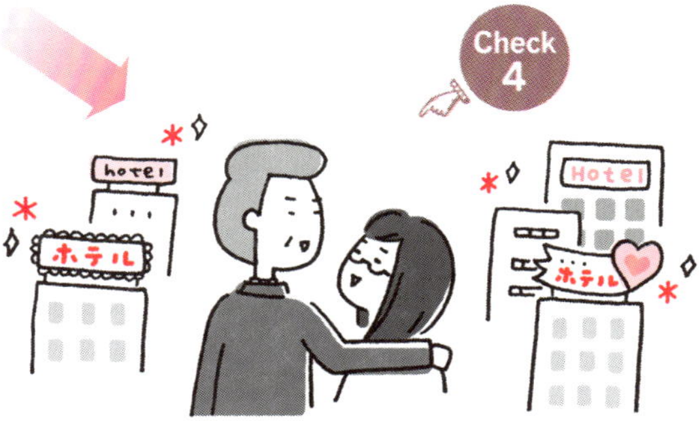
Check
4
hotel
ホテル
Hotel
ホテル

### Check 4

男の人に抱かれているときだけは不安や抑うつから解放されると感じ、やめられなくなってしまう。

### Check 3

冷静になったとき、**抑うつ**（38ページ）の嵐におそわれ、自分を強く責めるようになる。

Case 5

# 親に対する怒りから暴力を振るうように

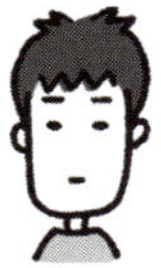

Eさん
（25歳・無職）

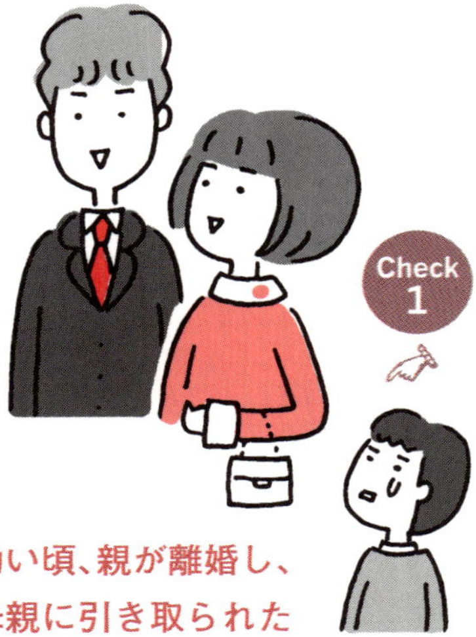
Check
1

幼い頃、親が離婚し、母親に引き取られたEさん。新しい父親ができたが、小さい頃から「親に見捨てられた」という気持ちが強かった。

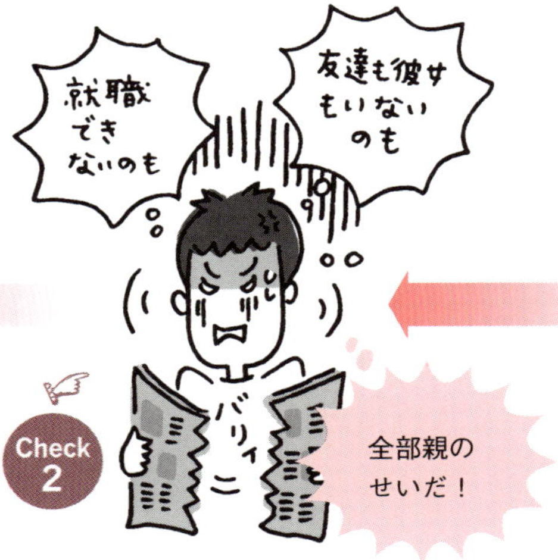
就職できないのも
友達も彼女もいないのも
バリィ
全部親のせいだ！
Check
2

今は働きもせず、ひきこもり状態。これもすべて親のせいだ、と怒りがふつふつと湧いてきた。

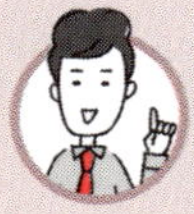

## Check 1

境界性パーソナリティ障害の患者さんは、「子どもの頃に親から見捨てられた」と感じている人が多い。

## Check 2

どうしようもなく怒りがこみ上げてくる**憤怒**《ふんぬ》（30ページ）という典型的な感情。

気がつくと家がめちゃくちゃ、母親は傷だらけ。Eさんには暴力を振るっていたときの記憶がまったく残っていない。

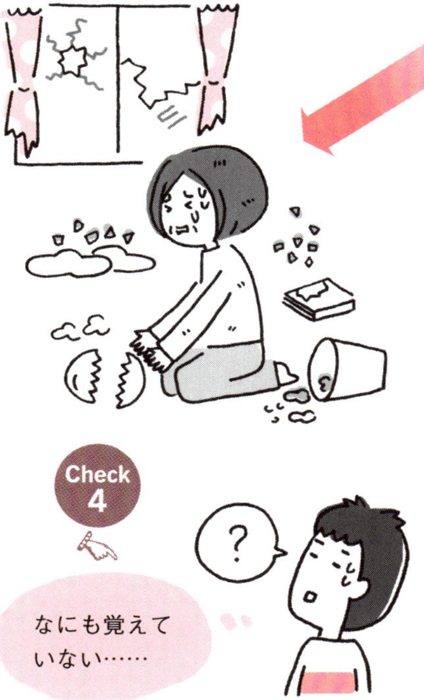

Check 4
?
なにも覚えていない……


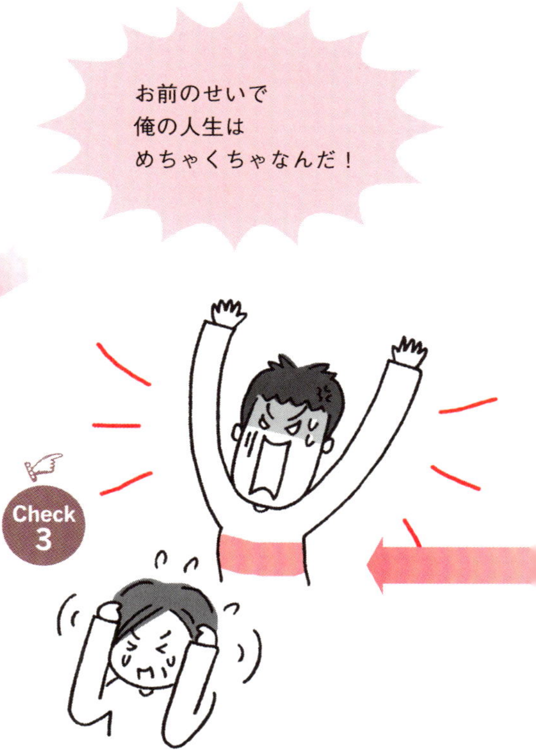

お前のせいで
俺の人生は
めちゃくちゃなんだ！
Check 3


自分でも怒りが制御できなくなり、とうとう母親に対して暴力を振るってしまった。

### Check 4

自分がしたことの記憶が抜け落ちる**解離**（52ページ）も、境界性パーソナリティ障害の患者さんに見られる症状。

### Check 3

怒りが爆発すると、周囲に対して**暴力**（51ページ）を振るうことがある。自分でも制御できなくなってしまう。

Case 6

# 主治医との電話がつながらず、激怒

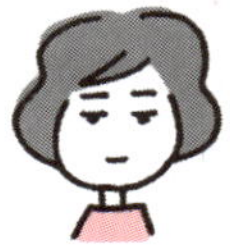

Fさん
(35歳・主婦)

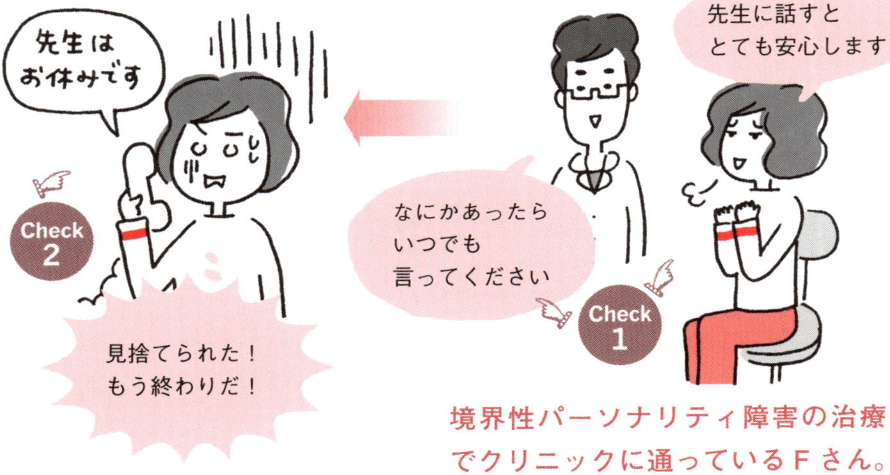
先生に話すと
とても安心します
なにかあったら
いつでも
言ってください
Check
1
先生は
お休みです
Check
2
見捨てられた！
もう終わりだ！

境界性パーソナリティ障害の治療でクリニックに通っているFさん。主治医のことを信頼しきっている。主治医もFさんの要望に応えようと親身に相談に乗っている。

ある日、主治医の声を聞きたくて病院に電話をすると、主治医は休みの日だった。

## Check 1

医師との関係でもトラブルが起こりやすい。とくに患者さんを**全面的に保護しよう**とする医師には強く依存する。

## Check 2

「見捨てられた」と感じるとき、**絶望感**（39ページ）を強くもつようになる。

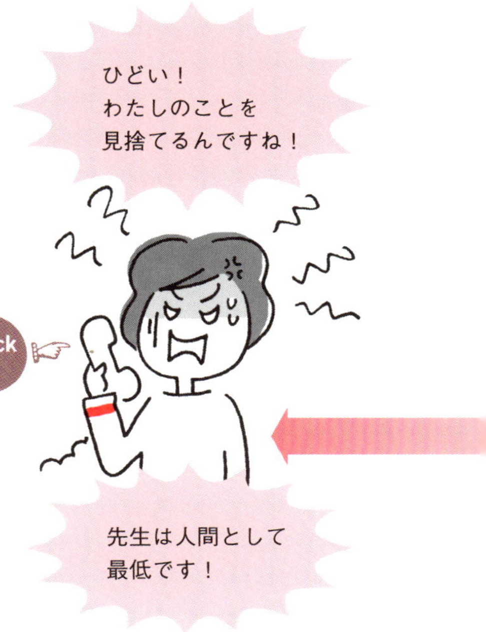
ひどい！
わたしのことを
見捨てるんですね！
Check 3
先生は人間として
最低です！

主治医が不在とわかった途端、ものすごい剣幕で怒り出すFさん。受付の人だけでは怒りがおさまらず、主治医の自宅の電話番号を聞き出し、電話で罵倒をくり返した。

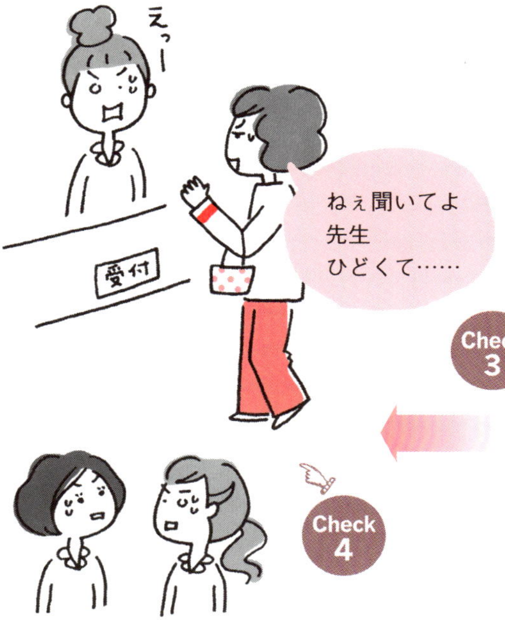
えっー
受付
ねぇ聞いてよ
先生
ひどくて……
Check 4

主治医への信頼感が崩れたFさんは、主治医の悪口を病院のスタッフに言って回るようになる。結果的にスタッフと主治医の連携がとれなくなり、Fさんの治療は中断されてしまった。

### Check 3

**憤怒《ふんぬ》**（30ページ）があらわれると、周囲が驚くほど激しく怒り、怒鳴ったり、暴れ回ることもある。

### Check 4

主治医はFさんの**攻撃**（49ページ）の対象となってしまった。**対人操作**（42ページ）によって治療にも支障が。

1～6のケースには、
境界性パーソナリティ障害の
典型的な症状があらわれています

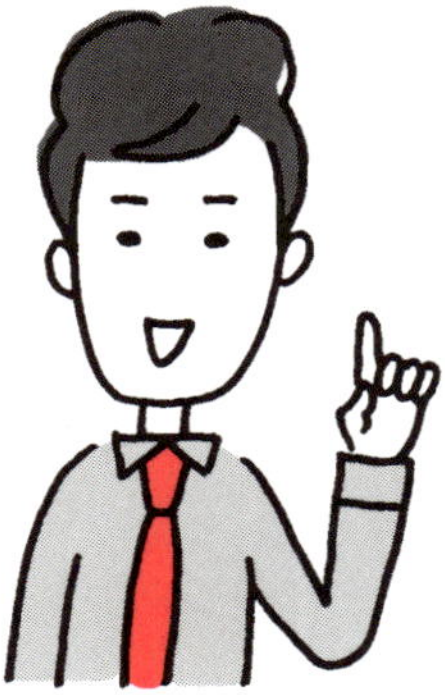

**見捨てられる
ことに対する不安**

さまざまな**感情**
(28 ページ)

↓

さまざまな**行動化**
(40 ページ)

↓

**「生きづらさ」が生まれる**

境界性パーソナリティ障害の患者さんの根底には「見捨てられ不安」がある。見捨てられることに対する強い恐怖感、不安感からさまざまな感情が生まれ、それが行動化して周囲を困らせる。人間関係に支障が出るため、社会生活にも影響する。

境界性
パーソナリティ
障害の
特徴を知る

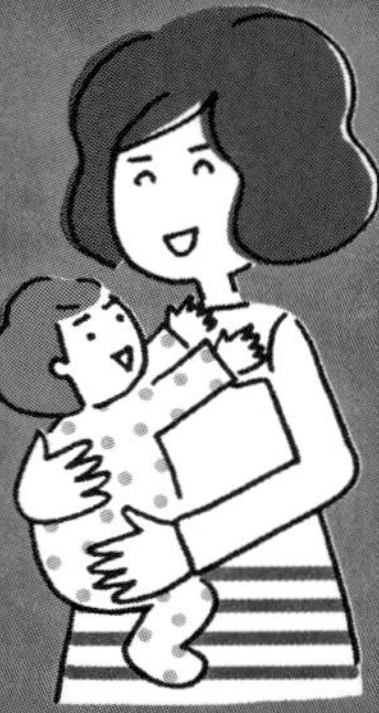

Part.2

# さまざまな症状の裏側には「見捨てられ不安」が横たわる

## ● 障害のあらわれ方

# さまざまなタイプがあり、重なってあらわれることも

### 境界性パーソナリティ障害

**見捨てられることをおそれ、なりふりかまわず行動する**

「見捨てられ不安」が強くあり、見捨てられないよう、周囲にかまってもらえるように対人操作をしたり、依存や攻撃をする。

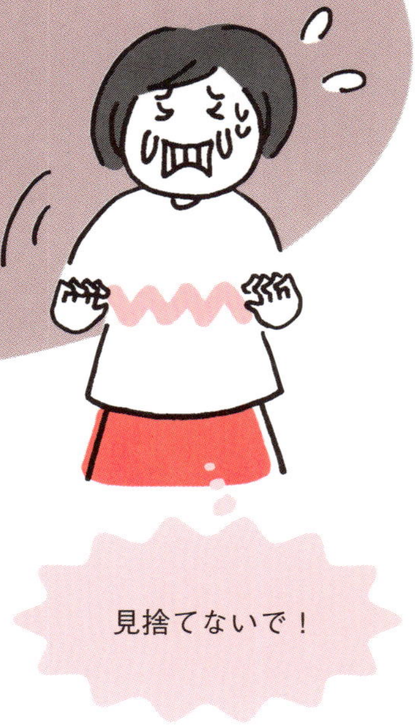


**本当の自分が定まらず、「キャラ」がコロコロと変わる**

いつも周囲から注目されていたいという欲望があり、悲劇のヒロインを演じたり、態度や発言内容がコロコロと変わる。これは自分がどんな人間かが定まっていないことの裏返しでもある。

パーソナリティ障害には、多くのタイプがあります。そのなかでも、周囲を巻き込みやすいタイプに、「境界性パーソナリティ障害」「自己愛性パーソナリティ障害」「演技性パーソナリティ障害」があります。これらの病気の境界はあいまいで、それぞれの症状が重なってあらわれることもよくあります。

## 自己愛性パーソナリティ障害

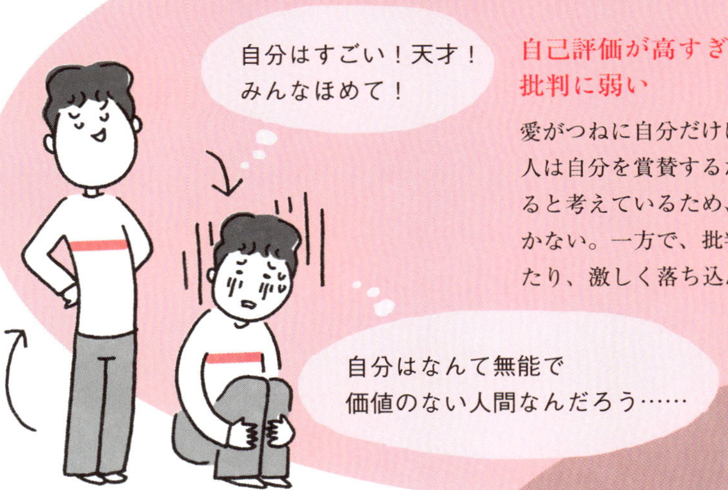
自分はすごい！天才！
みんなほめて！
自分はなんて無能で
価値のない人間なんだろう……

**自己評価が高すぎる反面、批判に弱い**

愛がつねに自分だけに向いており、他人は自分を賞賛するために存在していると考えているため、周囲とうまくいかない。一方で、批判されると、怒ったり、激しく落ち込んだりする。

## 演技性パーソナリティ障害

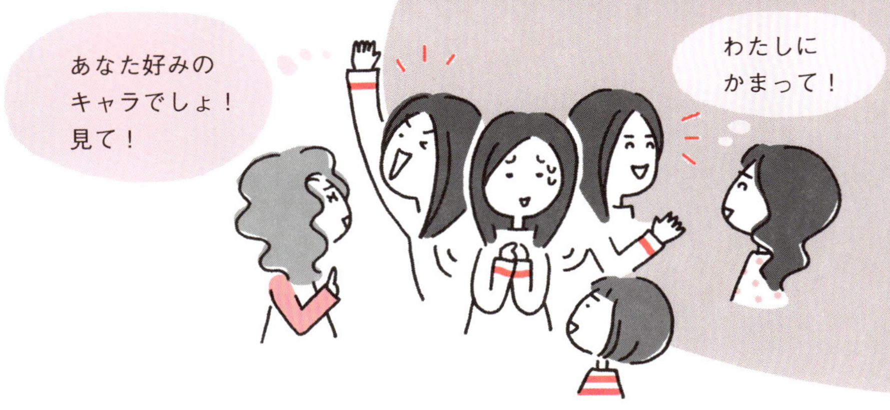
あなた好みの
キャラでしょ！
見て！
わたしに
かまって！

● 発症

# 複雑な人間関係が はじまったときにあらわれる

パーソナリティ障害は、外界との反応のしかたに問題がある病気です。

実際に障害としてあらわれるのは、外界との関わり合いが複雑になる、思春期以降になります。

ただ、思春期以降に突然発症するわけではなく、病気の「種」は、幼少期からもっています。親だけが頼りの幼少期に、「親に見捨てられる」という強い不安や恐怖を感じると、それが心の傷となって、心の奥深くに残ってしまいます。

傷をかかえたまま成長し、やがて自我が確立する思春期をむかえ、さまざまな葛藤を覚えるようになります。さらに広い社会と接するようになり、人とのつながりが多様化して悩みが多くなると、心に埋もれていた傷がよみがえり、症状が顕在化してくるのです。

column

## 「思春期」が遅れてやってくる人が増えている

思春期は10代という常識が、最近は崩れかけているようです。子どもは、社会的な経験を積みながら自我を確立していきます。ところが近年、少子化で大人たちの管理のもとに育つことが多いことなどから、社会経験不足のまま育ってしまいます。自我が未熟なまま社会に出るため、トラブルを克服できず、誰かに依存してしまいます。

今は、自我が確立するのは社会に出てから、年齢でいうと25～35歳くらいだと言われています。

## 子どものときから障害の「種」はもっている

**幼少期**

つながりは
家族だけ

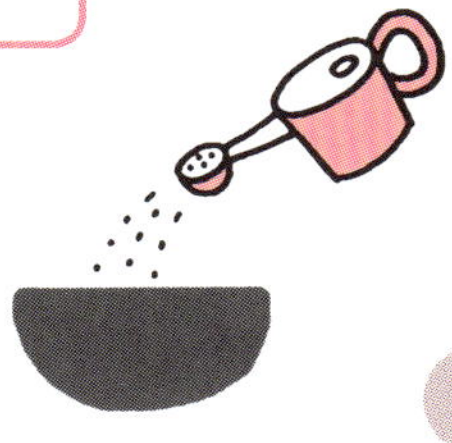

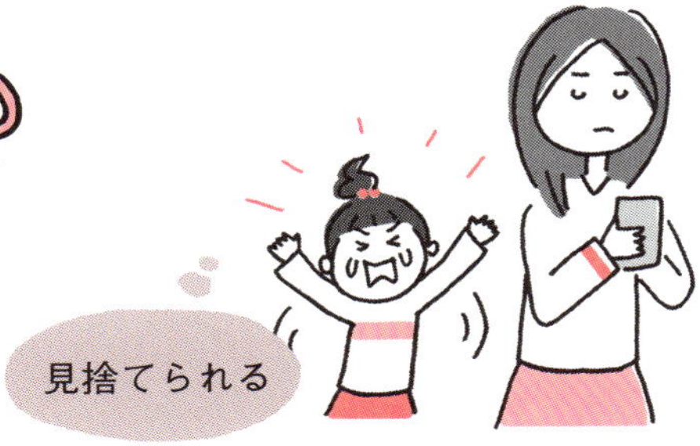
見捨てられる

子どもの頃に、母親の愛情不足などを感じ、「見捨てられる」という恐怖を味わったことが、障害の種になることも。

**小学生頃**

小さなコミュニティ
が生まれる

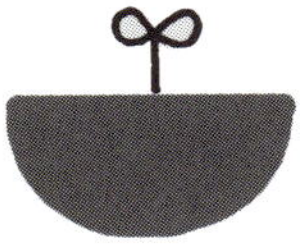

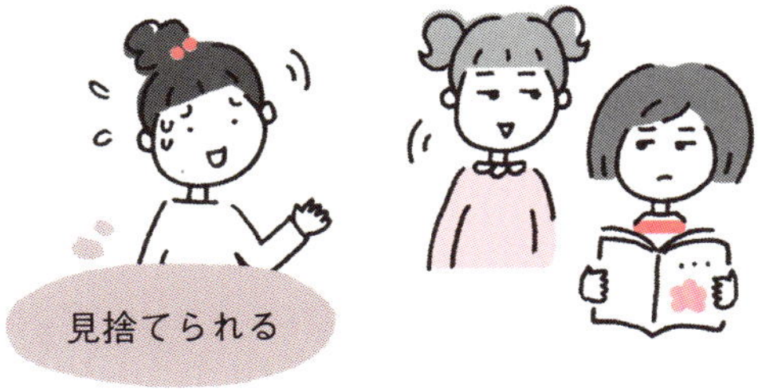
見捨てられる

親から離れ、学校などで、友人という小さなコミュニティが生まれる。いじめなどにあった場合、見捨てられ不安が強化される。

**思春期**
**～**
**青年期**
**～**
**成人期**

人とのつながりが
多様化

友人以外にも職場の人間関係や恋人など、さまざまな人との関わりが増える。記憶のなかにある見捨てられ不安によって、問題行動が目立つようになる。

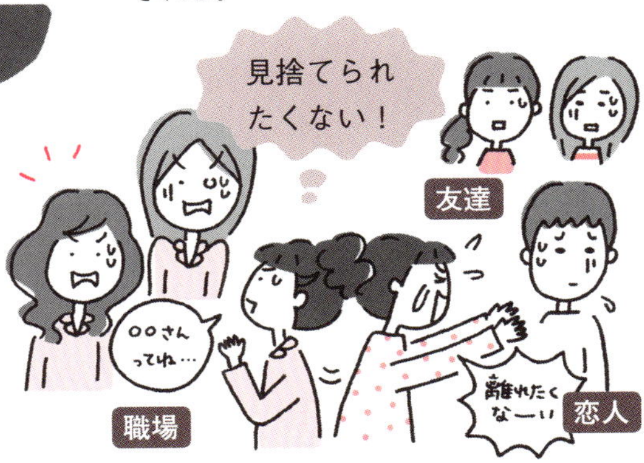
見捨てられたくない！
友達
〇〇さん
ってね…
離れたく
なーい
職場
恋人

●7つの感情

# 湧き出る「7つの感情」に苦しめられる

## 問題行動を引き起こす7人の騎士たち

### 1 憤怒《ふんぬ》

激しい怒り

⇨ P.030

### 2 空虚感

心が空っぽ

⇨ P.032

### 3 孤立無援感《こりつむえんかん》

いつもひとりぼっち

⇨ P.034

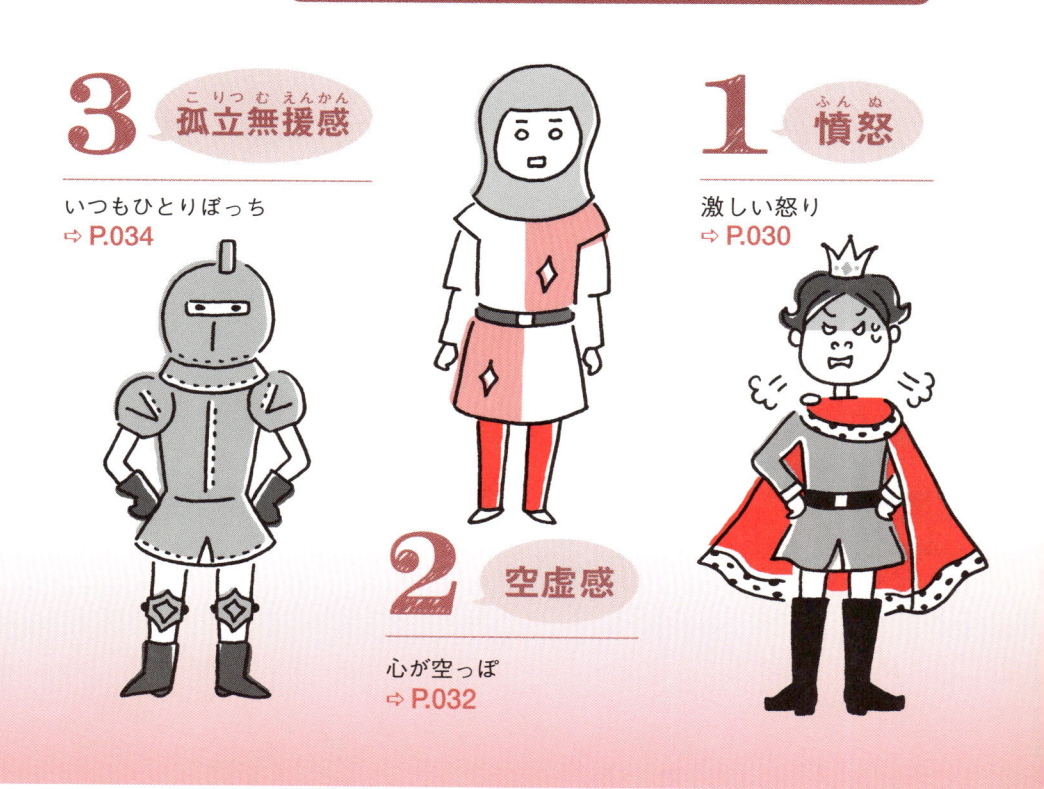

が起きる

Link P.040

幼少期から根底にあった、見捨てられることへの強い不安や恐怖。思春期以降、さまざまな葛藤に直面すると、この不安や恐怖が顕在化して、下に挙げた７つの激しい感情が噴出してしまいます。マーラーという精神分析医が、「黙示録の七人の騎士」と指摘したこの感情から、さまざまな問題行動があらわれてくるのです。

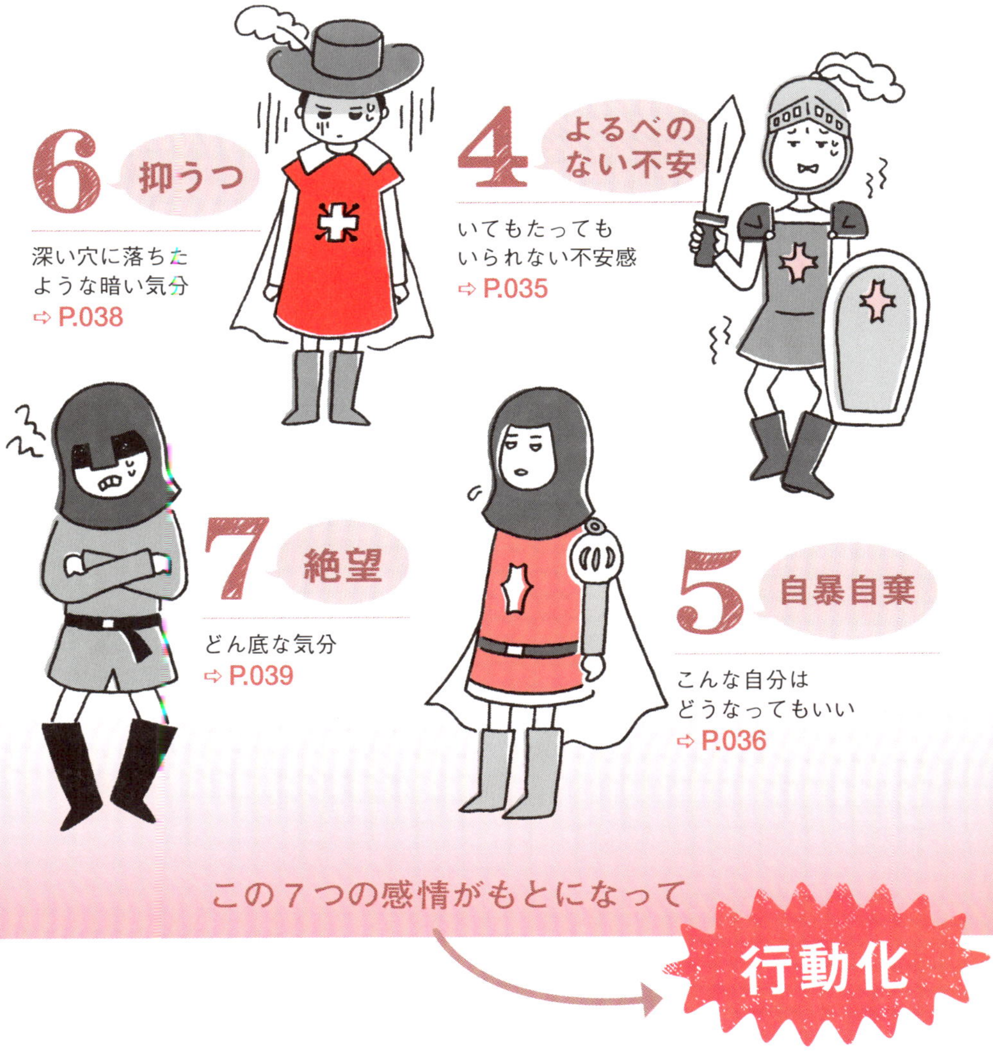
6 抑うつ
深い穴に落ちたような暗い気分
⇨P.038
4 よるべのない不安
いてもたってもいられない不安感
⇨P.035
7 絶望
どん底な気分
⇨P.039
5 自暴自棄
こんな自分はどうなってもいい
⇨P.036
この７つの感情がもとになって
行動化

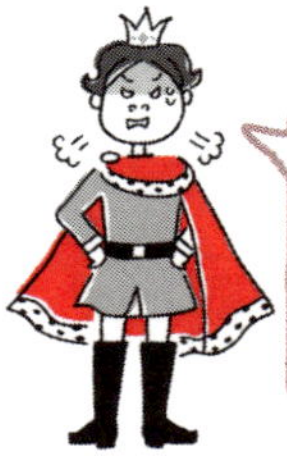

# 絶対許せない！怒りが止まらない

1

憤怒《ふんぬ》

感情のコントロールができず、突然怒りの嵐が吹き荒れます。ほんのささいなことから爆発的な怒りを噴出させ、ときにものを壊しながら、怒りの言葉を叫んだりします。

理由がよくわからずに、それまで穏やかだった人が豹変したかのように怒り出すため、周囲の人は混乱し、とまどってしまいます。

本人も、自分がなぜ怒っているのかよくわからないまま、怒りの嵐をおさめることができません。

かといって、単純に怒りだけがあるわけではありません。

怒りの奥には、「見捨てないで」「誰もわかってくれない」「自分は悪くない」といった、本人にも正体がつかめない、複雑な感情や思考がうずまいているのです。

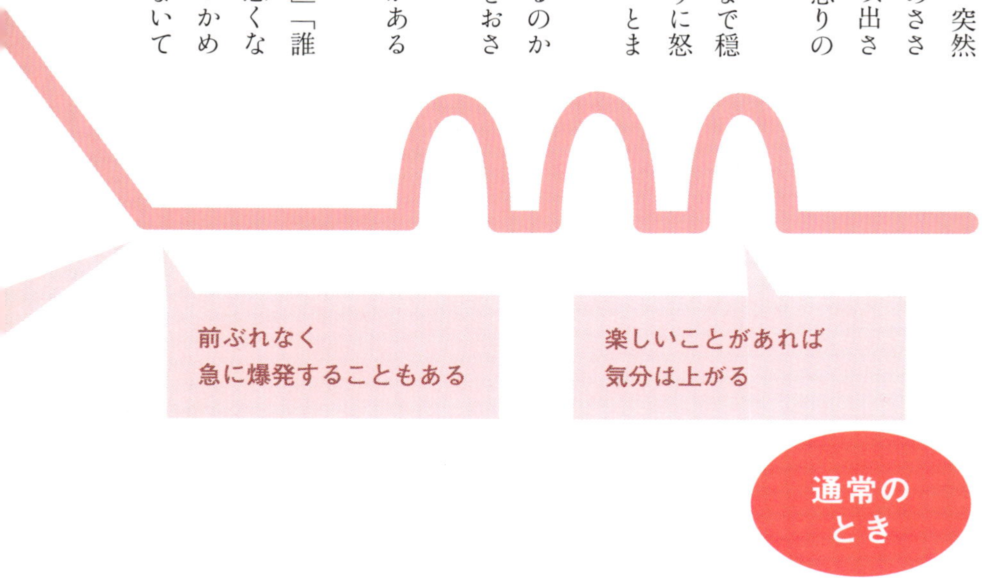
前ぶれなく
急に爆発することもある
楽しいことがあれば
気分は上がる
通常のとき

ささいなことをきっかけに、気分が急に落ち込んだり、
怒りが爆発したりします。
本人も感情の波に振り回されてヘトヘトになってしまいます。

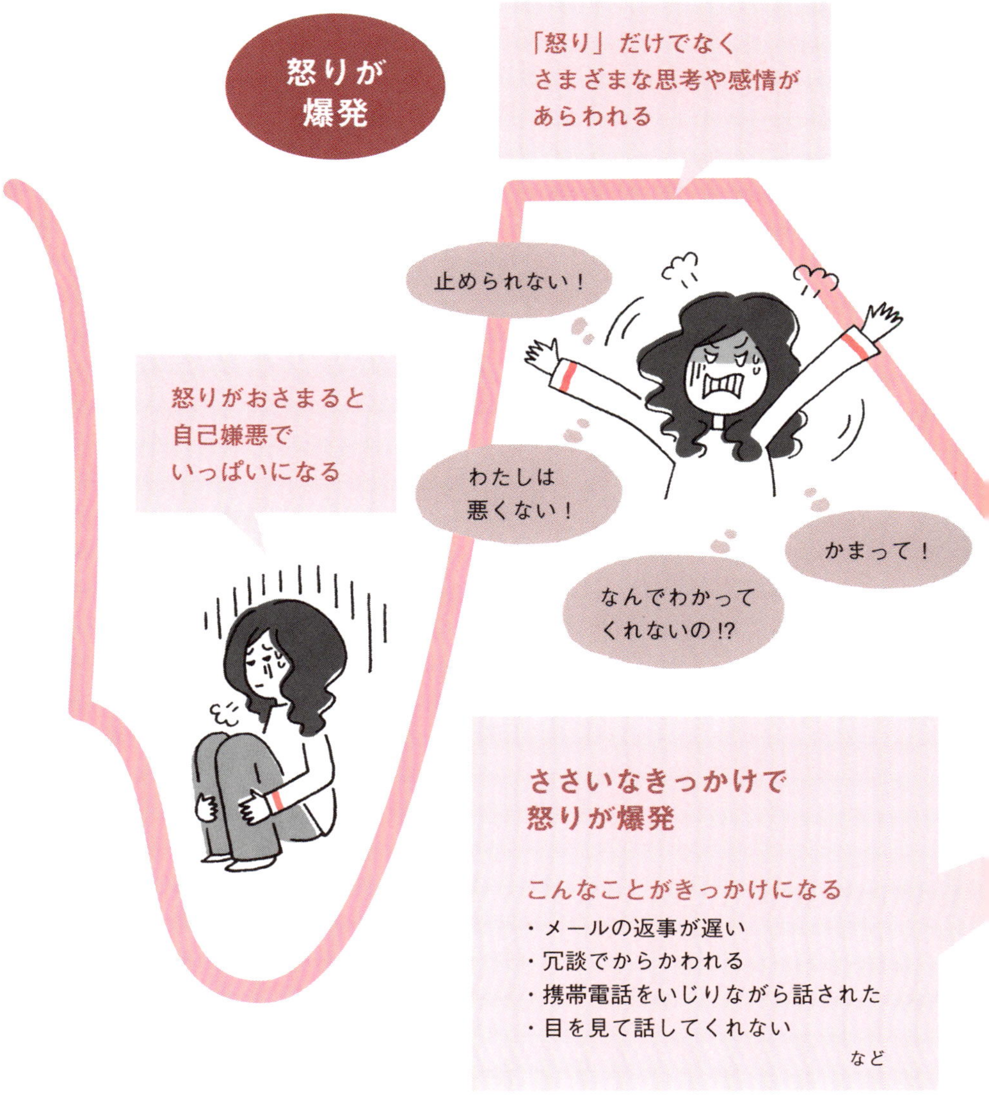

怒りが爆発
「怒り」だけでなく
さまざまな思考や感情が
あらわれる
止められない！
わたしは
悪くない！
かまって！
なんでわかって
くれないの⁉
怒りがおさまると
自己嫌悪で
いっぱいになる
ささいなきっかけで
怒りが爆発
こんなことがきっかけになる
・メールの返事が遅い
・冗談でからかわれる
・携帯電話をいじりながら話された
・目を見て話してくれない
など

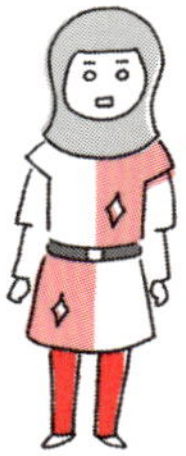

# 誰も信じられない。心が空っぽ……

## 2 空虚感

パーソナリティ障害の人の心には、つねに空しさがつきまとっています。ふだんは、周囲の人に穏やかに接していますが、その裏では、つねに感情をおさえつけながら「よい子」でいる自分に、空しさを感じています。ときに感情を爆発させてしまいますが、そのときもそういう自分がよくわからず、爆発後は空しさしか残りません。

また、頼れると思った人には全幅の信頼をおきますが、少しでも自分の意に沿わないことがあると、「裏切られた。見捨てられた」と大きなショックを受けてしまいます。

そのくり返しから、「どうせまた見捨てられる」と、人生に空しさを感じてしまいます。

こうして空虚感がふくれ上がり、心は空っぽになっていくのです。

column

### 身体症状があらわれることもある

極度の倦怠感

過呼吸

心と体は密接につながっているため、身体に症状が出てくることもよくあります。

たとえば、空しさにおそわれ、行動する気になれなくなると、倦怠感というかたちで身体症状があらわれます。見捨てられ不安が強い場合は、血液中の酸素が過剰になり、過換気症候群（過呼吸）を起こすことがあります。

## 「なにかが欠けている」感覚におちいる

感情をおさえつけている

### 空しさ

本人も、自分の感情が爆発することをおそれ、それをおさえつけている。そこから空しさが生じる。

「どうせ見捨てられる」という

### あきらめ

患者さんは、今まで周囲から何度も見捨てられてきた。今回もまた、きっと見捨てられる、というあきらめに似た気持ちを抱いている。

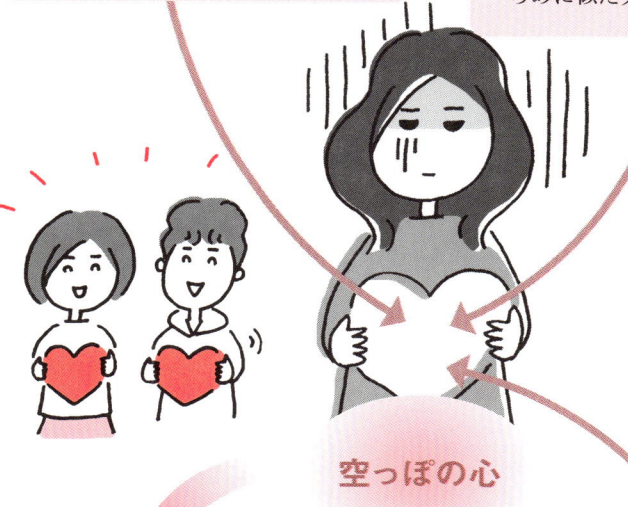

空っぽの心

心のすき間を埋めるために

### 行動化

Link
P.040

自分がわからない

### 「不全感」

自分がどんな人間なのかがわからない「自己同一性の障害」がある。なにが欠けているかわからない、もやもやとした不完全な感情。

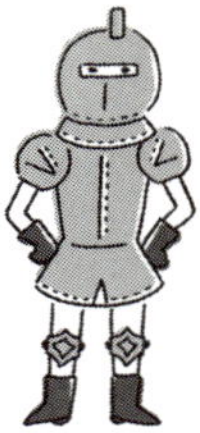

# 誰も助けてくれない。ひとりぼっちだ……

3

孤立《こりつ》無《む》援感《えんかん》

境界性パーソナリティ障害では、自分を大切にしてもらいたいと切望するあまり、相手に過剰に期待して、少しでも意に沿わないと裏切られたと感じてしまいます。それが怒りの爆発につながることもあるため、周囲の人はどうしても距離をおいてしまいます。

自分から人が離れていけば、「見捨てられ感」はさらに強くなります。「家族も冷たい」「友達や恋人は自分を見捨てる」とネガティブになり、自分が社会全体から孤立しているように感じてしまいます。

新しい出会いがあっても、「どうせまたわたしを捨てる」などと想像して、孤独感をますます深めます。そして夜になると、「誰も助けてくれない」状況に不安ばかりがつのっていき、眠ることもできなくなります。

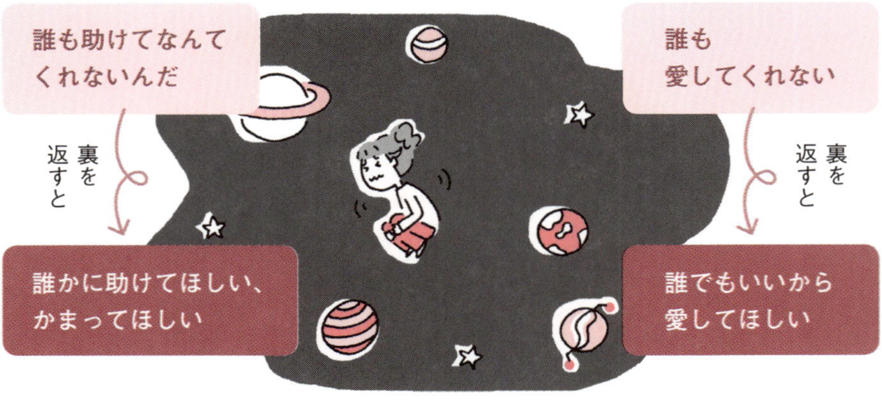
誰も助けてなんて
くれないんだ
裏を返すと
誰かに助けてほしい、
かまってほしい
誰も
愛してくれない
裏を返すと
誰でもいいから
愛してほしい

宇宙のなかで、自分だけ取り残されたような感覚をもっている。

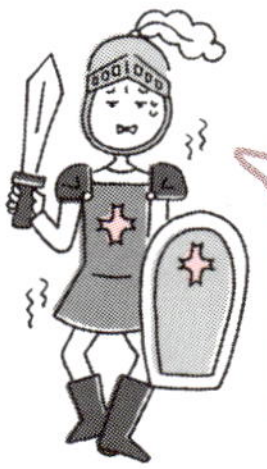

# 4 よるべのない不安

# 不安でいてもたってもいられない！

境界性パーソナリティ障害の人をおそう底知れぬ不安感のひとつは、根本的な心の問題である、「見捨てられ不安」です。しかし、自分や相手をコントロールできないことに対する不安も大きいものです。

一度不安や恐怖を感じると、自分でそれを制御できないまま、どんどんふくらんでしまいます。やがて、つのるばかりの不安や恐怖に、押しつぶされそうになってしまいます。

そして不安感がピークに達すると、ほんのささいな刺激にも、耐えられなくなります。爆発寸前のところに、さらに不安感を覚えるようなことがあると、それをきっかけに、周囲の人のことなどを考える余裕もなくなり、リストカットや薬物の乱用などの、衝動的な行動に逃げ込んでいくのです。

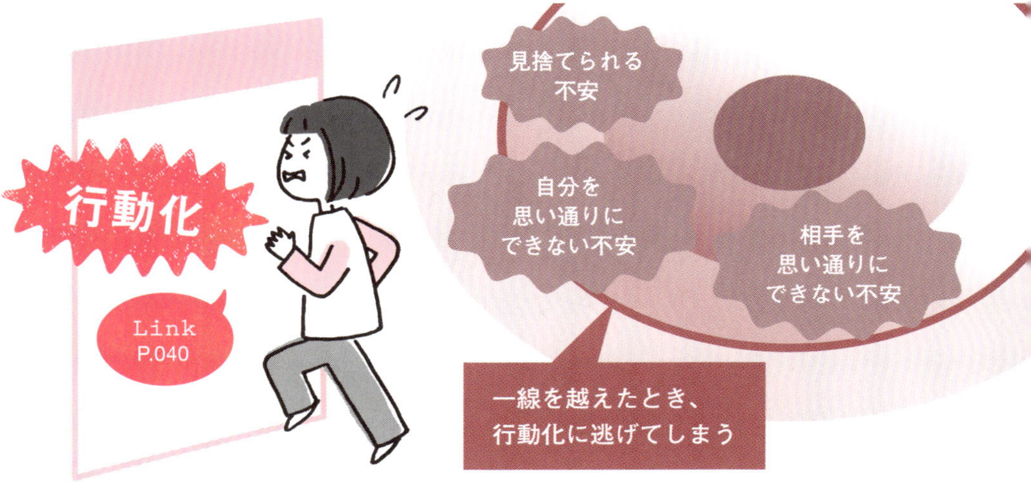

見捨てられる不安
自分を思い通りにできない不安
相手を思い通りにできない不安
一線を越えたとき、行動化に逃げてしまう
行動化
Link P.040

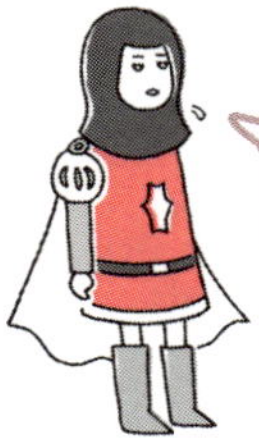

# 5 わたしなんて どうにでもなっちゃえ

## 自暴自棄

自分でもわけがわからない怒りを爆発させた後、すっきりするわけではなく、どうしてそんなことになったのかと、ひどく落ち込んでしまいます。

衝動的に大食いした後、苦しみながらトイレで吐く自分に、嫌気がさしてしまう……。愛しているからこそ、自分のすべてを受け入れてほしいと渇望するのに、相手は去っていく……。誰にも必要とされず、誰からも愛されていない自分、いつも失敗ばかりしている自分……。

境界性パーソナリティ障害の人の多くは、思い描いていた理想の自分とはまったく異なる自分に対して、強い自己嫌悪を抱いています。そして「こんな自分など、どうなってもいい」と自暴自棄になり、自分を傷つけるなどの問題行動へと走っていきます。

column

### 受診のきっかけは「うつ状態＋α」のことが多い

高学歴で頭もよく、人間関係にもとくに問題はなく、社会的には障害がないといえる女性が、うつ状態を訴えて受診しました。自分を肯定できないという彼女は、うつだけではない、なにかの異常を感じているようでした。そこで、28ページで紹介した症状の有無を聞くと、「そうです、そうです」と、深くうなずくのでした。それまで自分でつかみきれなかった心の問題が、具体的に浮かび上がったのでしょう。

彼女のように、うつ状態＋αを訴えて受診する人が多いのです。

## 自己評価が低すぎて、自分を大切にできない

自己評価が極端に低くなっている人が多くいます。さまざまな場面で、「自分はダメだ」と思い込んでしまいます。

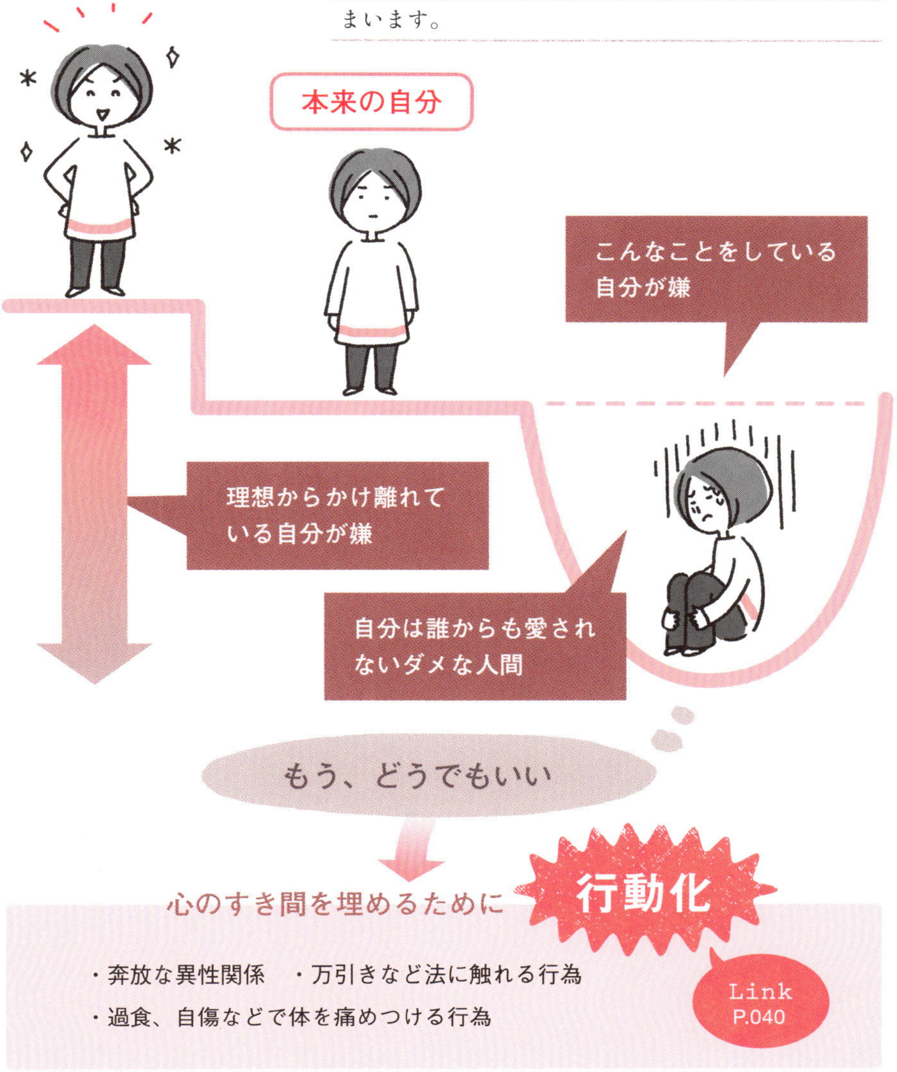

理想の自分
本来の自分
こんなことをしている自分が嫌
理想からかけ離れている自分が嫌
自分は誰からも愛されないダメな人間
もう、どうでもいい
心のすき間を埋めるために
行動化
・奔放な異性関係　・万引きなど法に触れる行為
・過食、自傷などで体を痛めつける行為
Link P.040

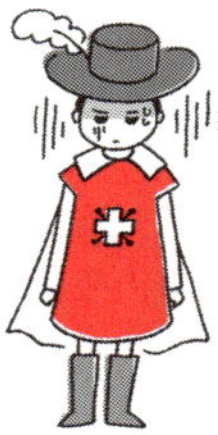

# 6 生きていても楽しいことなんてない

## 抑うつ

境界性パーソナリティ障害の特徴である、激しい空虚感や不安感、自己否定などのマイナス感情は、うつ状態につながっていきます。

うつとは、気分が激しく落ち込み、なにもする気になれない状態です。仕事も勉強も一切する気がなくなり、家にひきこもってしまいます。すべてのことを空しく感じ、自分を消したいとさえ考えてしまいます。

ただ、境界性パーソナリティ障害は、感情変化が非常に激しいのが特徴です。うつ状態で家にひきこもっているかと思うと、すぐに立ち直り、今度はハイテンションになって、周囲を巻き込んでしまうこともよくあります。気分の落ち込みと高揚がくり返され、うつ状態のときは、死んでしまいたいと思うこともあります。

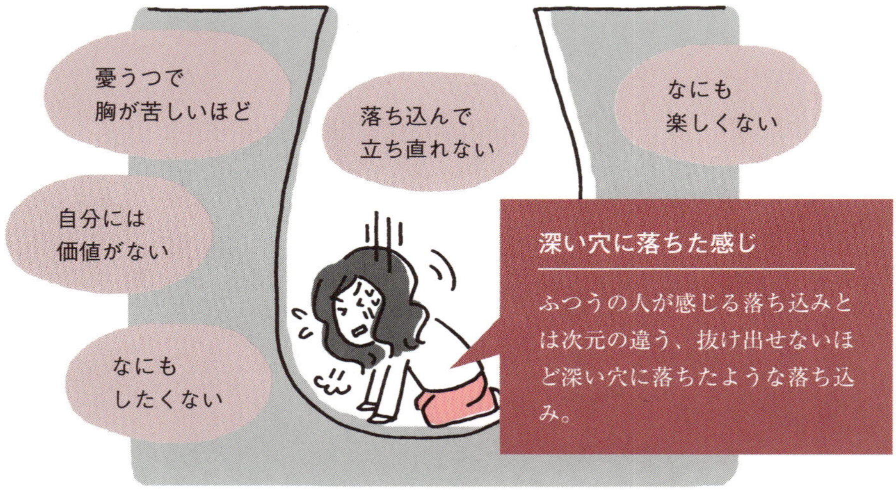
憂うつで胸が苦しいほど
落ち込んで立ち直れない
なにも楽しくない
自分には価値がない
なにもしたくない
深い穴に落ちた感じ
ふつうの人が感じる落ち込みとは次元の違う、抜け出せないほど深い穴に落ちたような落ち込み。

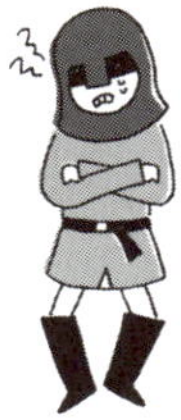

# 7 絶望

## また見捨てられた。もう終わりだ……

愛情を求める気持ちが強烈なだけに、友人や恋人に見捨てられたときのショックは、他人には推しはかれないほど強く、絶望してしまいます。

家族には冷たくされ、友人や恋人は次々に自分を見捨てて去っていく……。そんな自分を好きになれず、毎日が苦しみの連続。でもそれを、誰ひとりわかってくれない……。そのような経験が重なることによる絶望感は、さらに深いものです。

人生や自分自身に対する絶望感をつねにかかえて生きているため、おおいかぶさってくる絶望感に耐えきれず、自殺を考えてみたり、自殺を図ることもあります（44ページ）。

自殺や自傷行為は、あくまで衝動的なものですが、本気で自殺しようと思いつめることもあります。

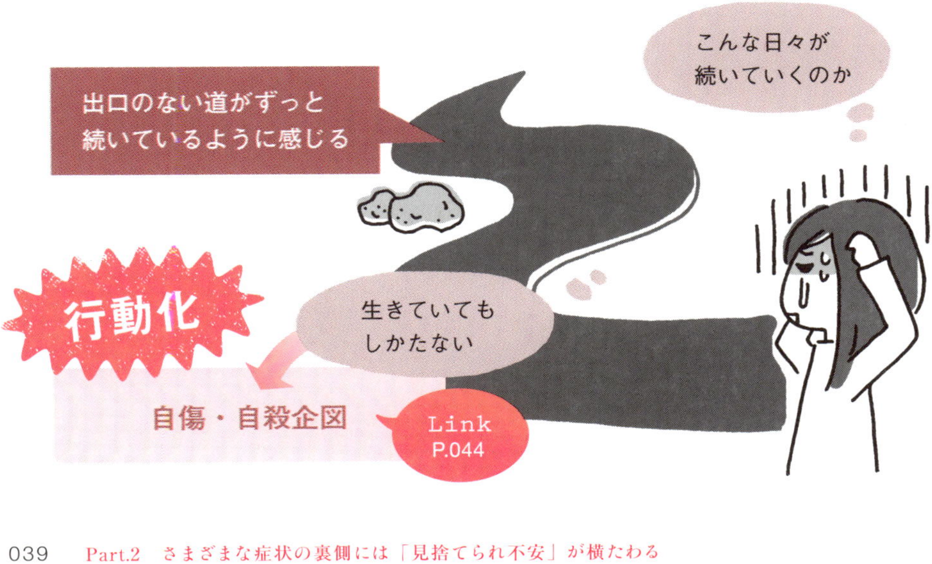

出口のない道がずっと続いているように感じる
こんな日々が続いていくのか
生きていてもしかたない
行動化
自傷・自殺企図
Link P.044

●行動化とは

# 7つの感情に耐えきれず、さまざまな行動に出る

パーソナリティ障害での、もっとも基本的な心の問題は、「見捨てられ不安」です。「また見捨てられるのではないか」と、よるべない不安にさいなまれて、怒りや空虚感、抑うつなど7つの感情に支配されてしまいます。

自分で自分をコントロールできず、苦しみの重さに耐えられなくなると、周囲の人はもちろん自分自身でさえ思いもよらなかったような、とんでもない行動に出てしまいます。それが、「行動化」です。

行動化は、崩れ落ちてしまいそうな自分の心を、なんとか支えるための、逃げ道といえます。あまりの不安でじっとしていられずに、なんらかの行動を起こしてしまうのです。

具体的には、左ページのような行動が見られます。

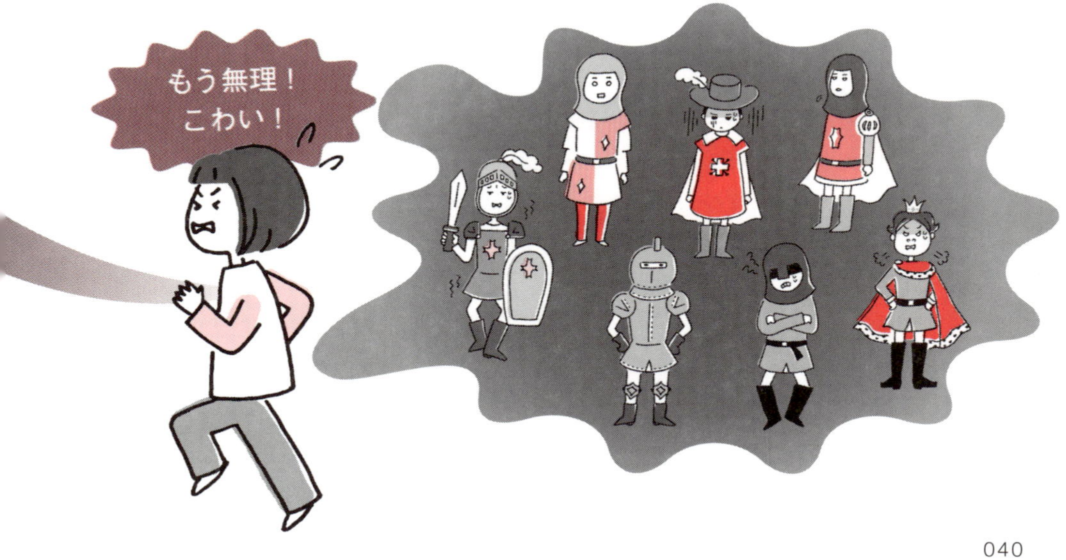

## 代表的な行動パターン

### ❶ 対人操作

周囲を自分の思い通りに動かそうとする。悪口を言って攻撃したり、ベッタリと依存することもある。

⇨ P.042

### ❷ 自傷・自殺企図

リストカットや大量服薬をして自殺を図ろうとする。動機は単に「死にたい」だけではない。

⇨ P.044

### ❸ 性的逸脱

寂しさや不安から、衝動的に何人もの異性とセックスをしてしまう。とくに女性に多い。

⇨ P.046

### ❹ 依存

「この人はかまってくれる」と判断した相手には、徹底的に依存し、独占しようとする。

⇨ P.048

### ❺ 攻撃

ささいなきっかけで、手のひらを返したように相手を憎み、根も葉もない噂などで攻撃する。

⇨ P.049

### ❻ 衝動的行動

買い物、ギャンブル、過食、大量の飲酒など、衝動的な行動に出て、生活に支障が出ることも。

⇨ P.050

### ❼ 暴力

怒りが爆発すると、周囲に対して暴力を振るうこともある。落ち着いたときに自己嫌悪におちいる。

⇨ P.051

### ❽ 解離

リストカットをしていたり暴力を振るっている間の記憶が抜け落ちていることがある。

⇨ P.052

## ●行動❶　対人操作

# この人を引き止めたい。わたしだけを見てほしい

よく見られるのが、人を自分の味方につけようとして、対人操作をおこなうことです。「あなたにしか話していない」といった話し方で、相手の心を自分に引き止めておこうとしたり、他人の悪口や事実無根の嘘をついて、自分に有利な状況を作ります。こうした対人操作により、周囲の人間関係が混乱します。

**人の心の動きを過敏にキャッチする**

境界性パーソナリティ障害の患者さんは、人の微妙な心の動きに過剰なほど敏感。いつでもその人に取り入れるように機会をうかがっている。

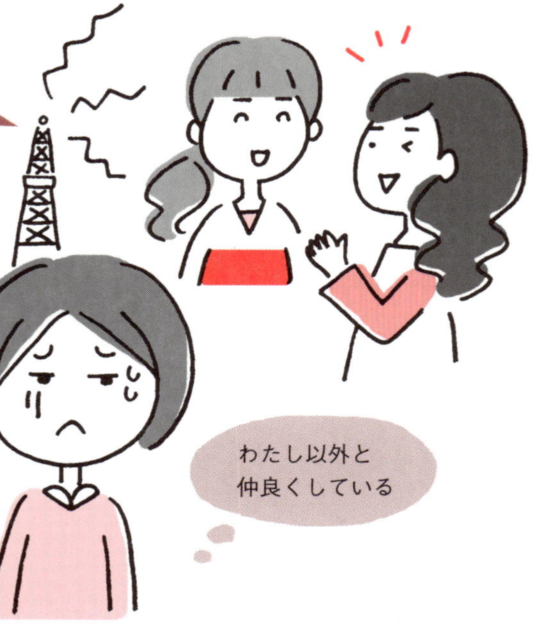

**行動の根底にある気持ち**

見捨てられるかも！

かまってほしい！

自分の思い通りに動いてほしい！

わたし以外と仲良くしている

column

## 医師のことも<br>コントロールしようとする

患者さんは、両親との関係を修復したいと願っています。

それがうまくいかないと、主治医をコントロールしようとすることがあります。両親は自分の言うことを聞いてくれなくても、信頼している主治医の言うことなら聞くだろう。ならば、主治医にそのように仕向けてもらおうと、嘘をつくなどの操作をおこなうのです。

このような対人操作のために、医師や看護師などの医療スタッフが混乱することもしばしばあります。

## ●操作のしかたは２パターンある

依存するためのものと、攻撃をするためのもの。真逆だが、どちらも見捨てられ不安にもとづいて起こる。

**攻撃のための対人操作**

Link P.049

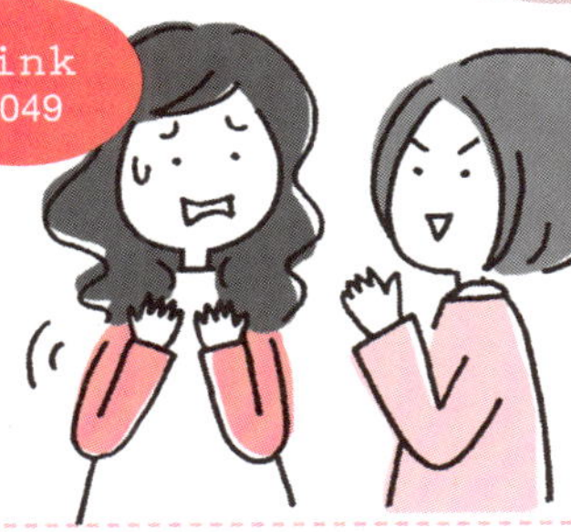
あの人、部長と不倫しているんだって！

**根も葉もない嘘をつく**

誰かに「見捨てられた」と感じると、その相手を憎み、攻撃しようとする。周囲に悪い噂を触れ回ることもある。

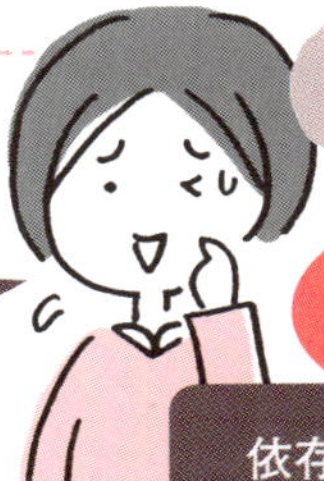
あなただけに言うんだけど……

**「あなただけ」をたくさんの人に使う**

相手にかまってもらうため、心配してもらうために、「ここだけの話」といって、自分の不調や悩みを訴える。

Link P.048

**依存のための対人操作**

## ●行動❷　自傷・自殺企図

# 手首を切れば みんなが心配してくれる

手首を切るなどの自傷行為や、大量服薬で自殺を図るなど、周囲の人を大騒ぎさせる行動をとります。一歩間違えれば死にいたる行為ですが、「死のう」という強い意志があることはまれです。動機の多くは、自傷行為をすることで、周囲に心配してもらうことや、自分の生存確認などです。

**当然、周囲は大慌て**

周囲は患者さんの自傷行為を見て慌てふためく。その様子を見て、患者さんは一種の安心感を覚える。

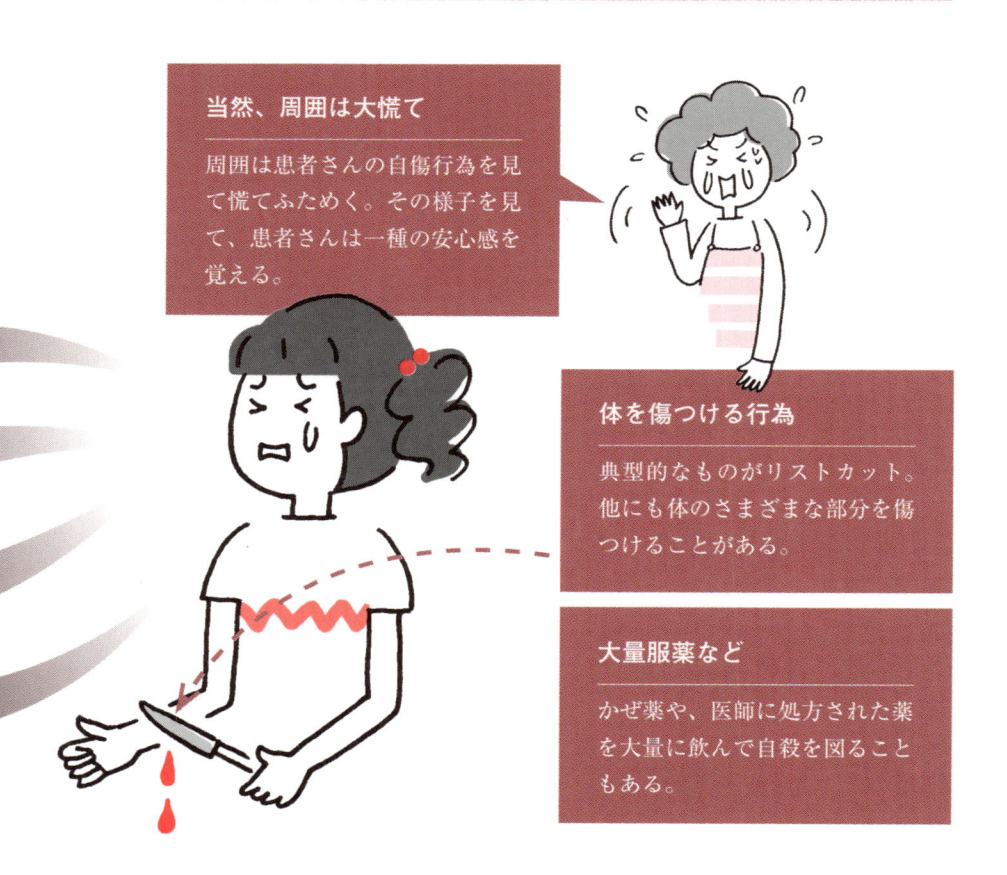

**体を傷つける行為**

典型的なものがリストカット。他にも体のさまざまな部分を傷つけることがある。

**大量服薬など**

かぜ薬や、医師に処方された薬を大量に飲んで自殺を図ることもある。

### column　自傷行為をする人は虐待を受けた過去のあることが多い

　自傷行為をする人は、幼少期に虐待、とくに性的虐待を受けた経験をもつことが多いという研究があります。

　虐待という幼少期の経験から、ストレスにさらされると自らを傷つけるという行動パターンが作られるのではないかと考えられています。

　ただ、虐待経験をもつということは、幼少時に十分な愛情を受けて育つことができなかったということになり、そのことのほうがむしろ、自傷行為の原因として大きいとの考え方もあります。

## ●動機は単に「死にたい」だけではない

**苦しみから解放されたい**

ふくれ上がった不安感や孤独感、怒りなどを解放するために自傷行為をおこなうという人も多くいる。

**「生きている」感覚を取り戻したい**

手首を切ると血が出て、痛みを感じる。なんとなく現実感がないなかで、自傷によって「生きている」という実感を得ている。

**苦しんでいるというサイン**

手首を切った傷などは、周囲から目につきやすい。自分の体を使って、自分が苦しんでいるということを伝えようとする。

**自分はこんなこともできる、というアピール**

自分はこんな痛みをともなう行為をできる、という勇敢さや忍耐力をアピールするという意味合いをもつことも。

## ●行動❸　性的逸脱

# 寂しくてしかたない。誰かに抱かれていたい

なにかあると衝動的に異性を強く求め、行きずりの人などと安易に一夜を共にしてしまいます。とくに女性に多く見られます。性依存といっても、セックスそのものよりも、母親のように誰かに優しく抱かれて、安心感を得たいという欲求によります。しかし、そのようなことをしている自分に対し、強い嫌悪感も抱いています。

低すぎる自己評価

⇩

### 自暴自棄

「こんなダメな自分は誰からも愛されない」と、自己評価が低くなっているため、自分の体がどうなってもいいと、やけになってしまう。

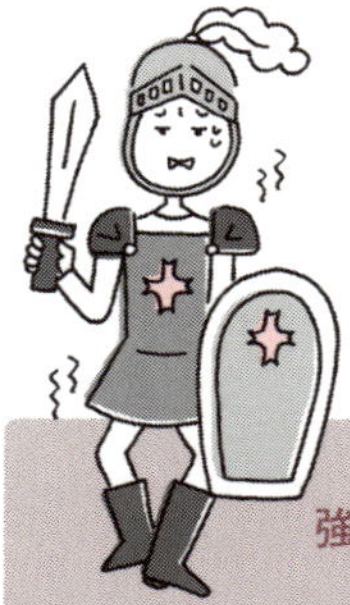

強すぎる寂しさ

⇩

### よるべのない不安<br>孤立無援感

寂しさが強く、誰にも愛されないと感じているため、少しでも自分に優しくしてくれる人があらわれると心も体も許してしまう。

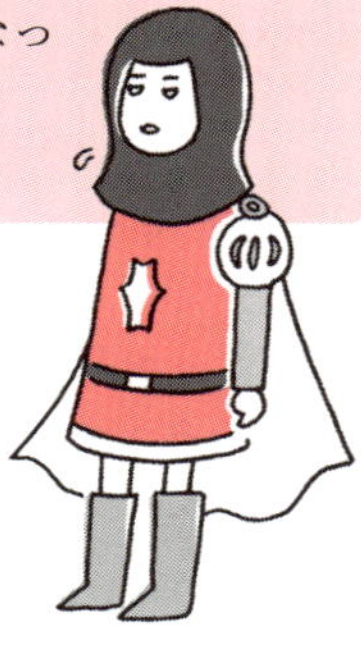

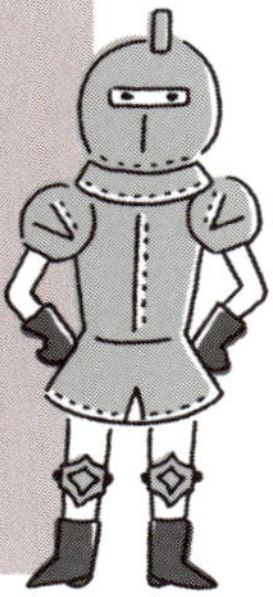

## column　男女で異なる性的逸脱の背景

性的逸脱は女性に多いものの、男性にも見られます。ただ、その心理的背景はかなり異なっています。

男性の場合、根底にあるのは、自分の権力を示したいという支配欲です。女性を肉体的に支配して、自分の優位性を感じて満足します。こうした支配欲が高じると、レイプなど性犯罪につながりかねません。

女性の場合は、寂しさがメインになります。やるせない寂しさを埋めてもらいたくて、抱いてくれる男性を求めてしまいます。

## ●身体ではなく、脳でセックスをしたい

### 誰でもいいから抱いてほしい

境界性パーソナリティの患者さんにとって、誰に抱かれるかということは重要な問題ではない。性行為そのものが目的というよりも、誰かに「抱かれていたい」という欲求が強い。

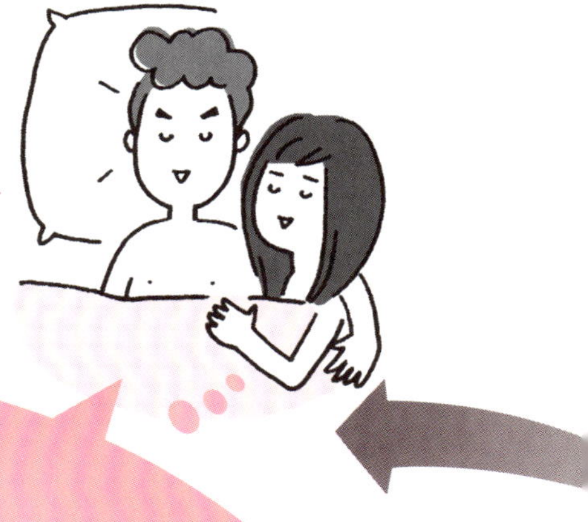

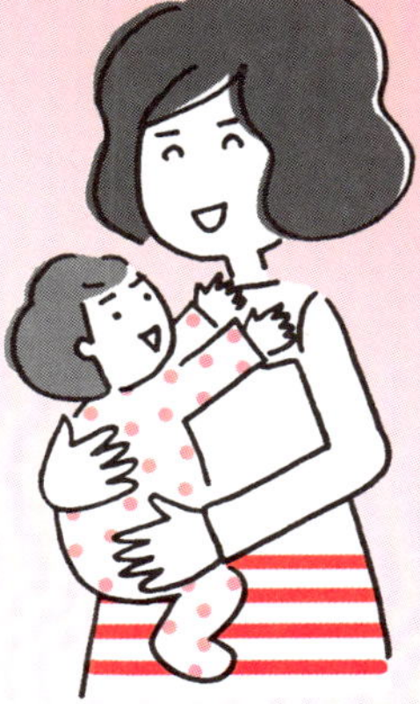

### 子どもの頃に母親に抱かれる感覚を思い出している

子どもの頃に母親に抱きしめられる感覚、ぬくもりを求めている。男性に抱かれることで、一時的にその感覚を思い出すことができる。

## ● 行動④　依存

# わたしだけのあなたでいてほしい

優しく接してくれる人がいると、「すばらしい人！　理想的な人！」と、100％の信頼をおきます。
ようやく巡りあえた、自分をわかってくれる人、自分を必要としてくれる人だと信じて、「いつまでもわたしだけのあなたでいてほしい」と、しがみつきます。

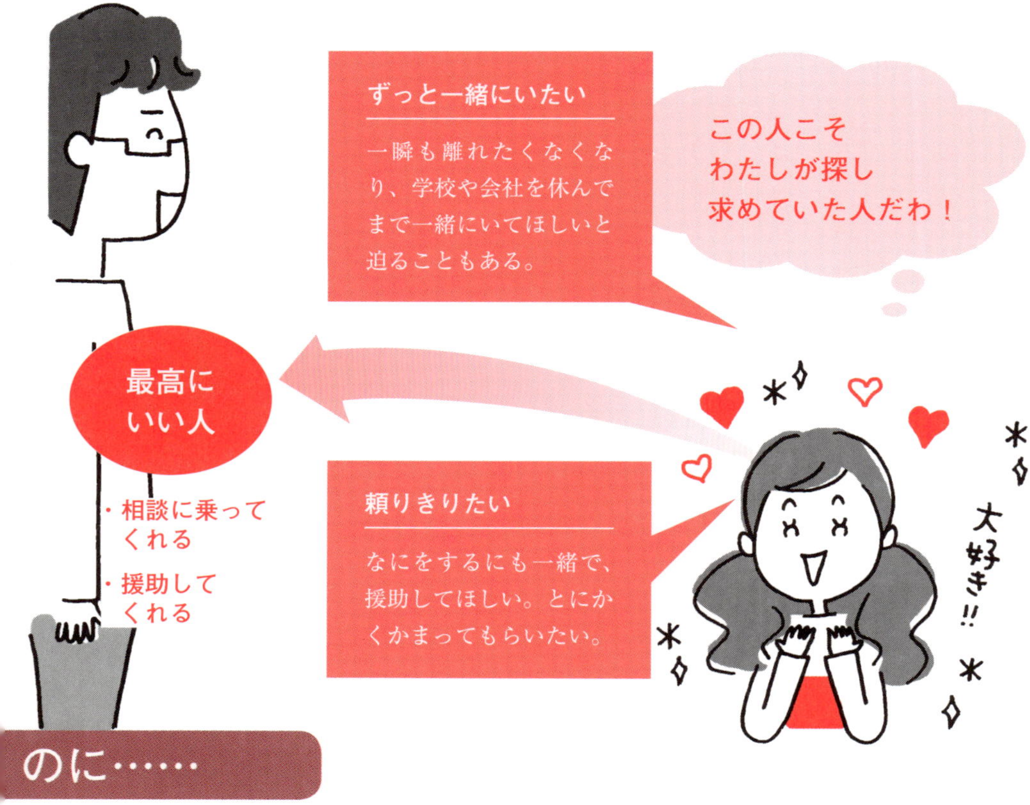

ずっと一緒にいたい
一瞬も離れたくなくなり、学校や会社を休んでまで一緒にいてほしいと迫ることもある。
この人こそわたしが探し求めていた人だわ！
最高にいい人
・相談に乗ってくれる
・援助してくれる
頼りきりたい
なにをするにも一緒で、援助してほしい。とにかくかまってもらいたい。
大好き!!
のに……

● 行動❺　攻撃

# 昨日まで大好きだった人が今日からは大嫌い

それまで全幅の信頼をおいていた人に対して、突然、手のひらを返したように攻撃します。あまりに信頼しすぎていたため、少しでも意に沿わない言動があると、「裏切られた！」と感じてしまうのです。人に対して、白か黒か、どちらかの受け取り方しかできず、その中間であるグレーはありません。

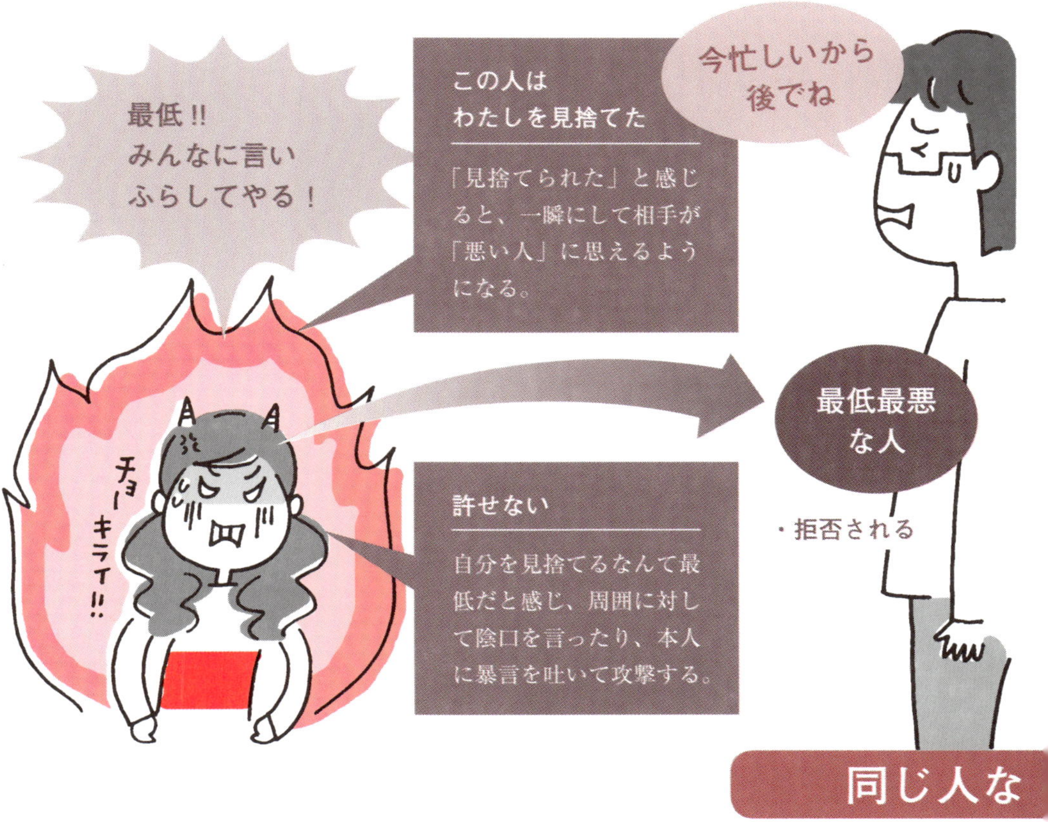

最低!!
みんなに言い
ふらしてやる！
この人は
わたしを見捨てた
「見捨てられた」と感じると、一瞬にして相手が「悪い人」に思えるようになる。
今忙しいから
後でね
チョーキライ!!
最低最悪
な人
・拒否される
許せない
自分を見捨てるなんて最低だと感じ、周囲に対して陰口を言ったり、本人に暴言を吐いて攻撃する。
同じ人な

## ●行動❻　衝動的行動

# この気持ちを紛らわせるのはやけ食いと買い物だけ

見捨てられ不安や７つの感情に揺さぶられて、心はつねに不安定です。大きな感情の揺れによって爆発しそうなギリギリの状態のとき、ささいな刺激が加わると、この気持ちをなんとか解放させようと、過食や大量の買い物、ギャンブルなど、下のような思わぬ行動に出てしまいます。

きっかけは
驚くほどささいなこと
もともと大きな不安感をもっている患者さんの不安が爆発するきっかけは、周囲が「なぜこんなことで？」と思うようなささいなことが多い。
フゥー
パーン
大量服薬
買い物
ギャンブル
過食
大量飲酒
さまざまな行動にあらわれる

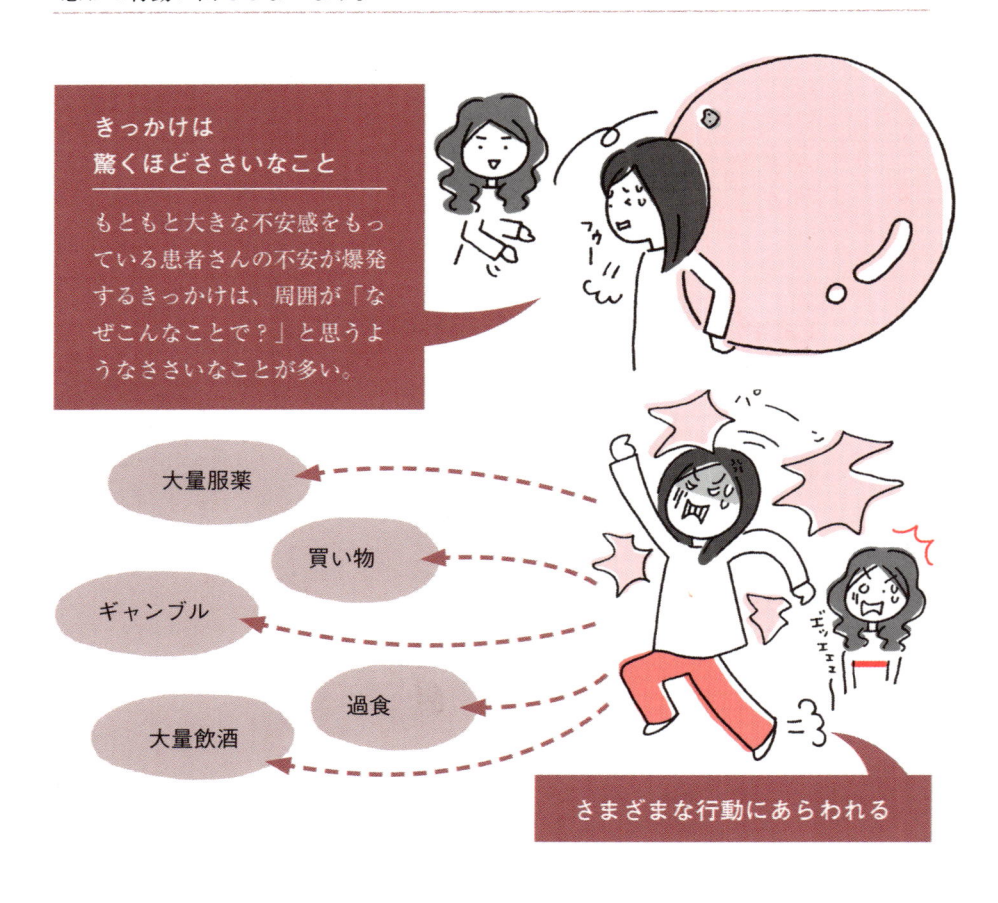

## ●行動❼　暴力

# 爆発してしまうと コントロールがきかない

思い通りにならないことがあると、衝動的行動が暴力としてあらわれることもしばしばあります。破壊行為の他、人に対して手をあげることもあります。その対象の多くは母親です。もっとも愛してほしい人だからこそ自分の思い通りにしたくて、力ずくで支配しようとするのです。

**期待していたこと**

彼にメールを送ったら
すぐに反応がある

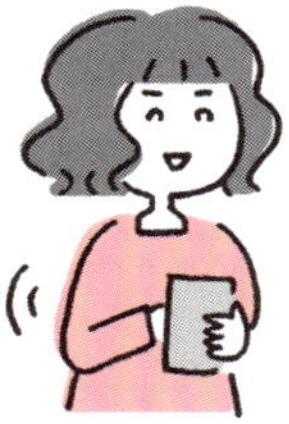

**現実**

彼は仕事中でメールを見て
おらず、返事がこない

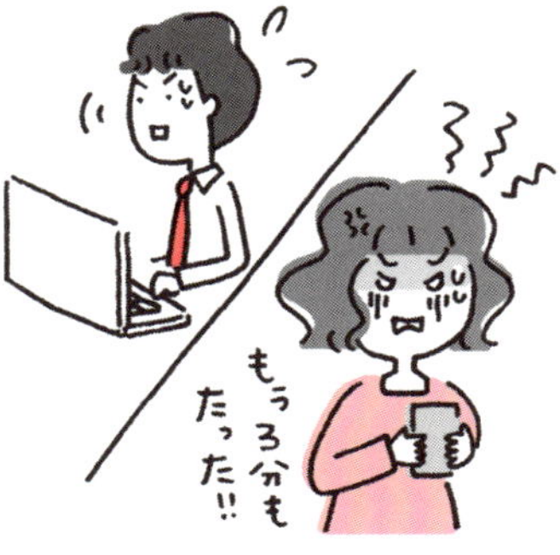


**ギャップ**

返事がこない！　ひどい！

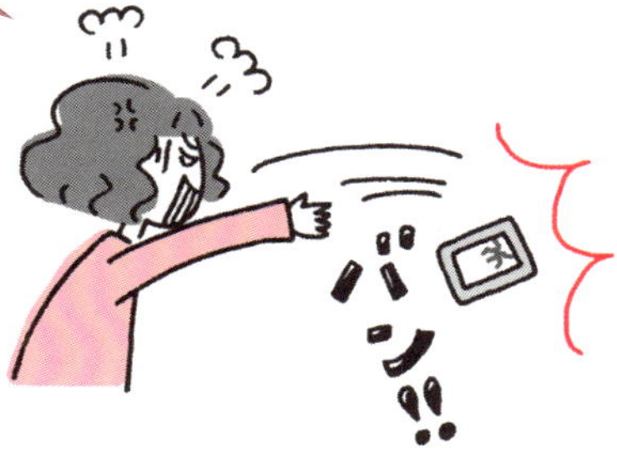


### 勝手に期待して爆発する

自分の思い通りに相手が動かないと、怒りが爆発して、ものや人に当たり散らす。

## ● 行動❽　解離

# これは「別の自分」がやったこと……？

自傷行為や暴力を振るっているときの記憶がなかったり、ボーッとして現実感が希薄になったりすることがあります。これを「解離」といい、苦しみから逃れるために、現実から心を切り離してしまうために起きます。ただ、解離は一時的なもので、衝動的行動の後で我に返ったとき、後悔のために深く落ち込みます。

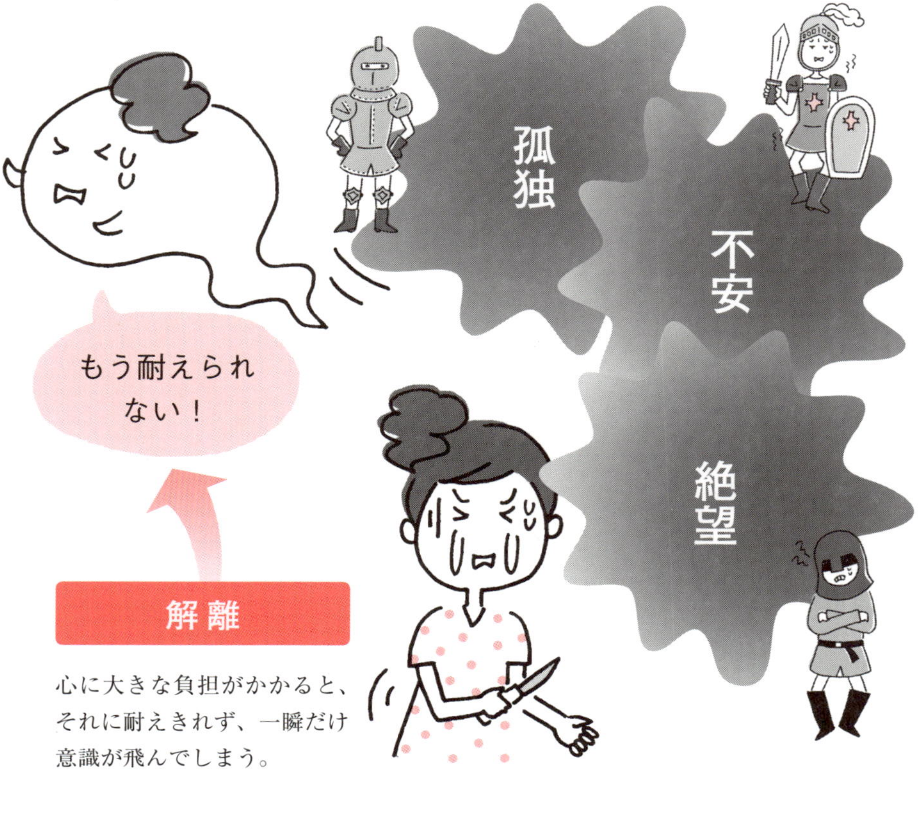


**解離**

心に大きな負担がかかると、それに耐えきれず、一瞬だけ意識が飛んでしまう。

column

## 「解離性障害」は れっきとした病気

解離症状のために、日常生活に支障が生じる病気に、「解離性障害」があります。ストレスがかかったできごとや体験などを思い出せない「解離性健忘《けんぼう》」や、突然、家庭や職場を放棄して失踪し、失踪の原因などを覚えていない「解離性遁走《とんそう》」、時と場所によって違う人格があらわれ、他の人格のときの言動は覚えていない「解離性同一性障害」など、さまざまなタイプがあります。境界性パーソナリティ障害と混同されることもありますが、解離性障害には、対人関係の問題は見られません。

現実感がなく、遠くから自分をどこか客観的に眺めているような感覚になることもある。

**少し離れたところで自分を見ていることも**

**気がついたら大変なことになっていた**

はっと我に返ったときは、自傷行為によって血が流れていたり、暴力を振るって部屋がめちゃくちゃになっていたり……。そこではじめて気づく。

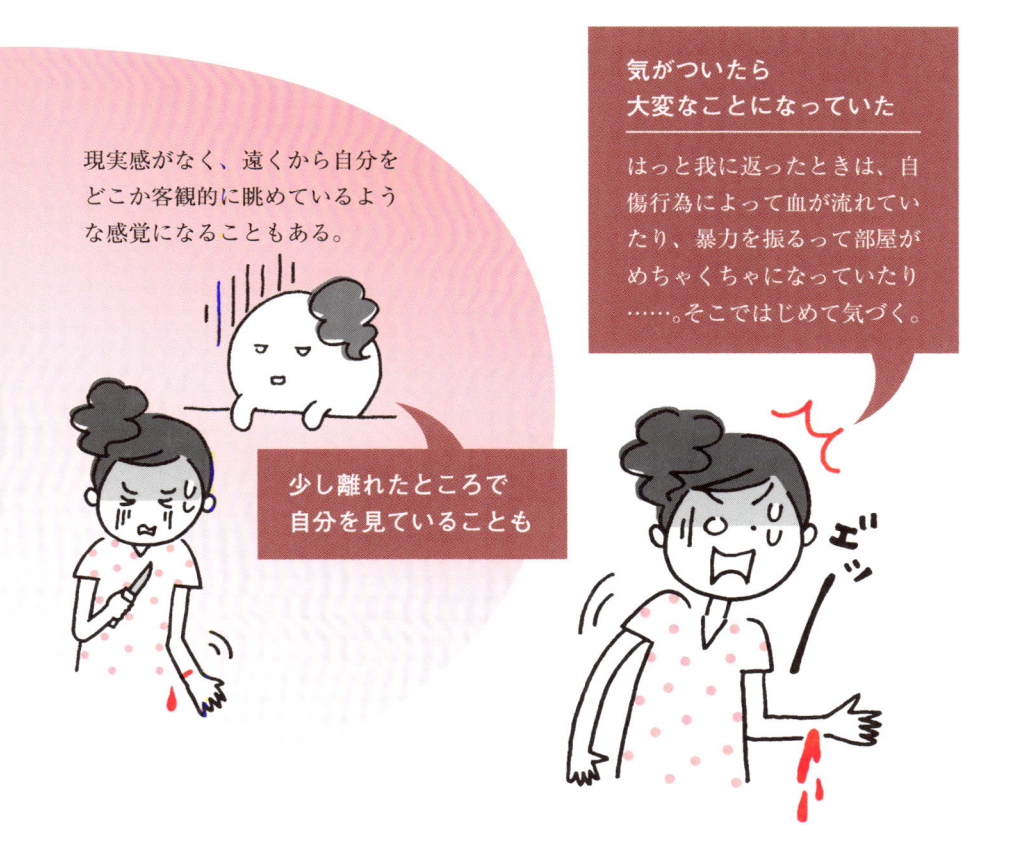

わたしたちを取り巻く環境❶

column

# 少子化・核家族化で「孤独な子ども」が増えている

境界性パーソナリティ障害の患者さんが増えている背景として、現代社会の構造が変化したことが挙げられます。

昔のように、祖父母が同居し、近所との交流が盛んな家庭は本当に少なくなりました。たくさんの大人と関わる機会が減り、両親の影響力がどんどん大きくなっているのです。

以前

**たくさんの大人との関わりがあった**

両親以外にも、祖父母、家族以外でも近所のおじさん、おばさんなど、さまざまな大人との関わりがあった。

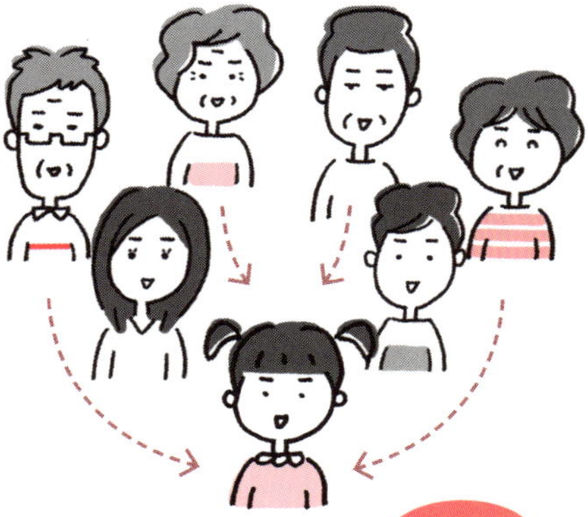

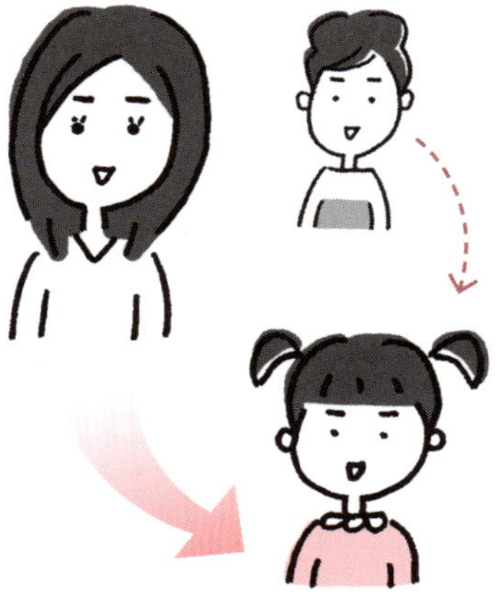

現在

**人との触れ合いが減り、大きくなる「母」の存在**

核家族なうえに、遅くまで仕事をしている父親と顔を合わせるのは週末だけ――。母親の影響が大きくなり、母子関係のトラブルがパーソナリティの変化をもたらしやすい環境になっている。

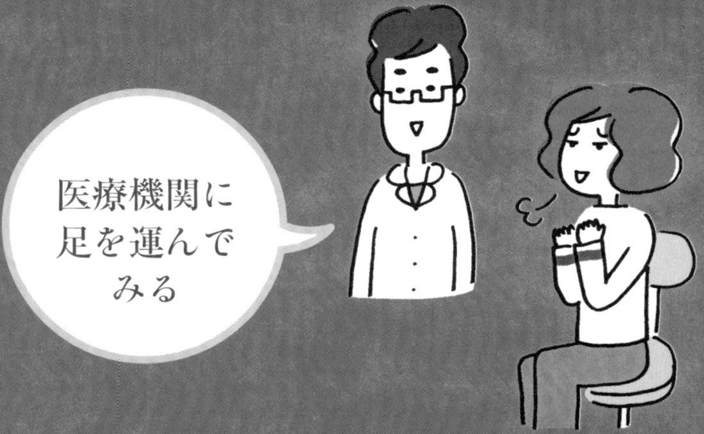
医療機関に
足を運んで
みる

Part.3

# 専門家と一緒に、自分の心と向き合う

## なにが原因なのか

# さまざまな要素が絡み合って発症する

周囲の人やできごとなどに対する感じ方や対応のしかたは、人それぞれ違います。この反応のしかたを、パーソナリティと考えてください。パーソナリティ障害は、このパーソナリティが変化してしまい、とてもつらい思いをしたり、周囲の人と摩擦を起こしたりしてしまう病気です。

原因は、遺伝や育て方だと思っている人もいるようですが、そのような単純なものではありません。生まれもった素因と、成長段階での環境要因が、複雑に絡み合って発症します。

生まれもった素因とは、たとえばストレスや不安に対する弱さや過敏性といった、性格的なものです。環境要因には、成長時の育った環境や、両親の関係、親が子どもにどのように関わったかなどの要因があります。

また、育った時代の社会状況や時代背景も大きく影響します（54・76ページ）。現代社会のように、価値観が多様化し、文化社会的に混乱しているような時代は、パーソナリティ障害を発症しやすい社会環境といえます。

### 「なにが原因か」よりも「どう治すか」が重要

病気の原因のほとんどは、過去にあります。ですから原因を突きとめたところで、時間を巻き戻して、もう一度やり直すわけにはいきません。親を責めるなど、かえって苦しみを増すような言動に向かう可能性もあります。

原因は、知識として心にとどめる程度にしておき、あまり過去を振り返らず、現在の心の問題をどう解決すればいいかに目を向けましょう。

## 原因は「知識として」認識しておく

さまざまな原因があるが……

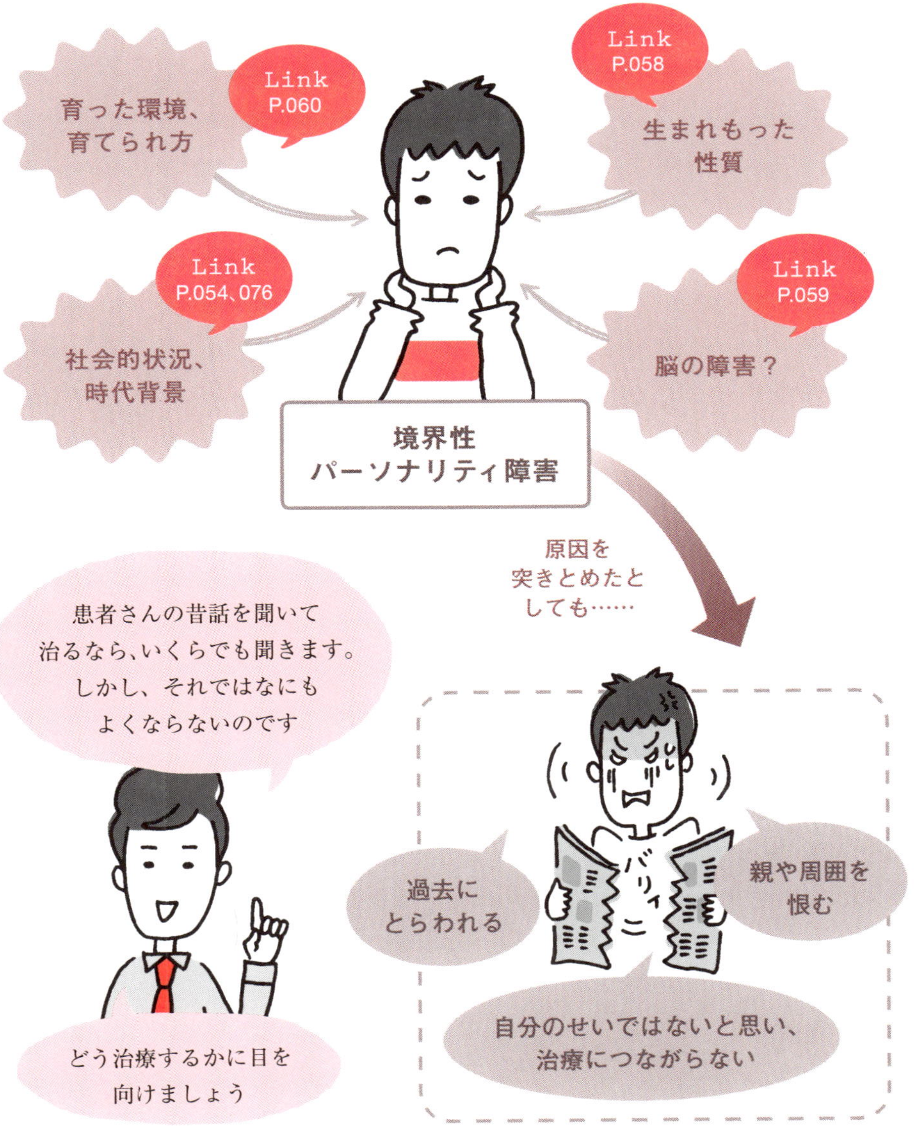

育った環境、
育てられ方
Link
P.060
生まれもった
性質
Link
P.058
社会的状況、
時代背景
Link
P.054、076
脳の障害？
Link
P.059
境界性
パーソナリティ障害
原因を
突きとめたと
しても……
患者さんの昔話を聞いて
治るなら、いくらでも聞きます。
しかし、それではなにも
よくならないのです
どう治療するかに目を
向けましょう
過去に
とらわれる
バリッ
親や周囲を
恨む
自分のせいではないと思い、
治療につながらない

# 見捨てられることへの弱さが遺伝しやすい

パーソナリティ障害は、親子、とくに母と娘で、代々くり返される例がよくあります。また血縁者には、左ページに紹介するような病気も、共通してよく見られます。

ただ、パーソナリティ障害の発症に直接関係する特定の遺伝子が見つかっているわけではありません。今のところ、遺伝との関係は不明といえるでしょう。

## 「分離不安」を親から受け継ぎやすい

遺伝性について現在わかっているのは、パーソナリティ障害に関わる性格面が、親から引き継がれやすいという点だけです。同じできごとを体験しても、人によって反応はまちまちです。つらい経験により、心が深く傷ついてしまう人もいれば、同じ経験なのに、受ける衝撃がそれほど強くなく、立ち直りが早い人もいるものです。その人なりのものごとの受け止め方は、親と子で遺伝的に似ています。

パーソナリティ障害の人は、ストレスや不安などのマイナス感情に過敏に反応する傾向があります。

たとえば、パーソナリティ障害で特徴的にあらわれやすい不安に、分離不安があります。

子ども時代は、母親と離れると、誰でも強い不安を感じます。しかし不安を感じやすいタイプの人は、分離体験がくり返されるうちに、心の大きな傷となって残ります。成長後、この傷が、パーソナリティ障害のさまざまな症状を呼び起こすもとになってしまいます。

## 血縁者がうつ病などのことも多い

### 患者さんの血縁者に多い病気

気分が沈む、
なにもしたくない

**うつ病**

苦しいほどの抑うつ感や、自責感、「生きていてもしかたない」という気持ちが続き、楽しいことがあっても気持ちが回復しない。

非合法的なことも
平気でしてしまう

**反社会性パーソナリティ障害**

窃盗や破壊的行為など、社会のルールを守らない「非行（行為障害）」が大人になっても持続している状態。

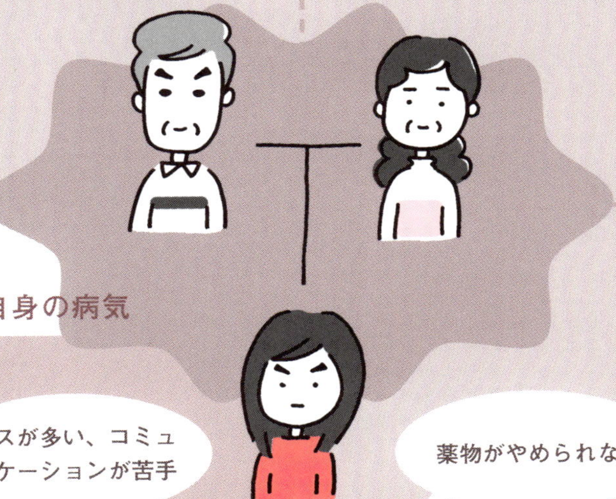

### 患者さん自身の病気

ミスが多い、コミュ
ニケーションが苦手

**脳の発達障害**

ADHD（注意欠陥・多動性障害）やアスペルガー症候群など、脳の機能障害によって日常生活に支障が出る。

薬物がやめられない

**薬物依存**

薬物に対して、精神的、肉体的に依存してしまう。薬が切れると、幻覚などの禁断症状があらわれ、やめられなくなる。

● 養育環境❶

# 子どもの頃の「大丈夫感」がパーソナリティを育む

乳児の頃は、自分のすべてを母親に委ねています。「おなかがすいた」「おしっこをした」などと口で言えないので、必死に泣いて訴えます。母親が、その泣き声の意味をきちんとくみ取って適切に対処できれば、赤ちゃんは安心することができます。

もう少し大きくなり、外の世界に興味が出て行動範囲が広がると、驚くことやこわいこと、親と離れる不安や寂しさなど、非常に多くの体験をするようになります。

このとき、「大丈夫よ」と、親が受け入れれば、子どもは「いつでも親が守ってくれる」と感じ、安心して次の冒険に出かけられます。そうして子どもは、親の庇護《ひご》による「大丈夫感」を胸に、さまざまな体験をしながら成長していくのです。

column

## 「フワフワなもの」に囲まれて安心感を得る女性

パーソナリティ障害の患者さんの部屋はしばしば、フワフワなものであふれています。ベッドやソファには、やわらかい肌触りのぬいぐるみをたくさん並べ、ふとんやクッションはフワフワした材質の布でくるむといった具合です。

温かく包んでくれるこれらのものは、子どもを優しく抱きしめる母のぬくもりの代用といえます。温かい母の胸にすがりつき、「大丈夫感」を感じたい——。患者さんの部屋には、その思いが満ちているのです。

## 人間も動物も「大丈夫」と感じるから一人立ちできる

食べ物を
与える
危険から
守る

生まれたばかりのときには

**全面介助**

動物も、子どもが生まれたばかりのときには、親は子どもに対して食べ物を与え、危険から守り、全面的に面倒を見る。

親
徐々に子どもから
離れて見守る
親
危険の回避の
しかたを教える
子
「大丈夫」と感じる

キィー
戻れる
場所がある

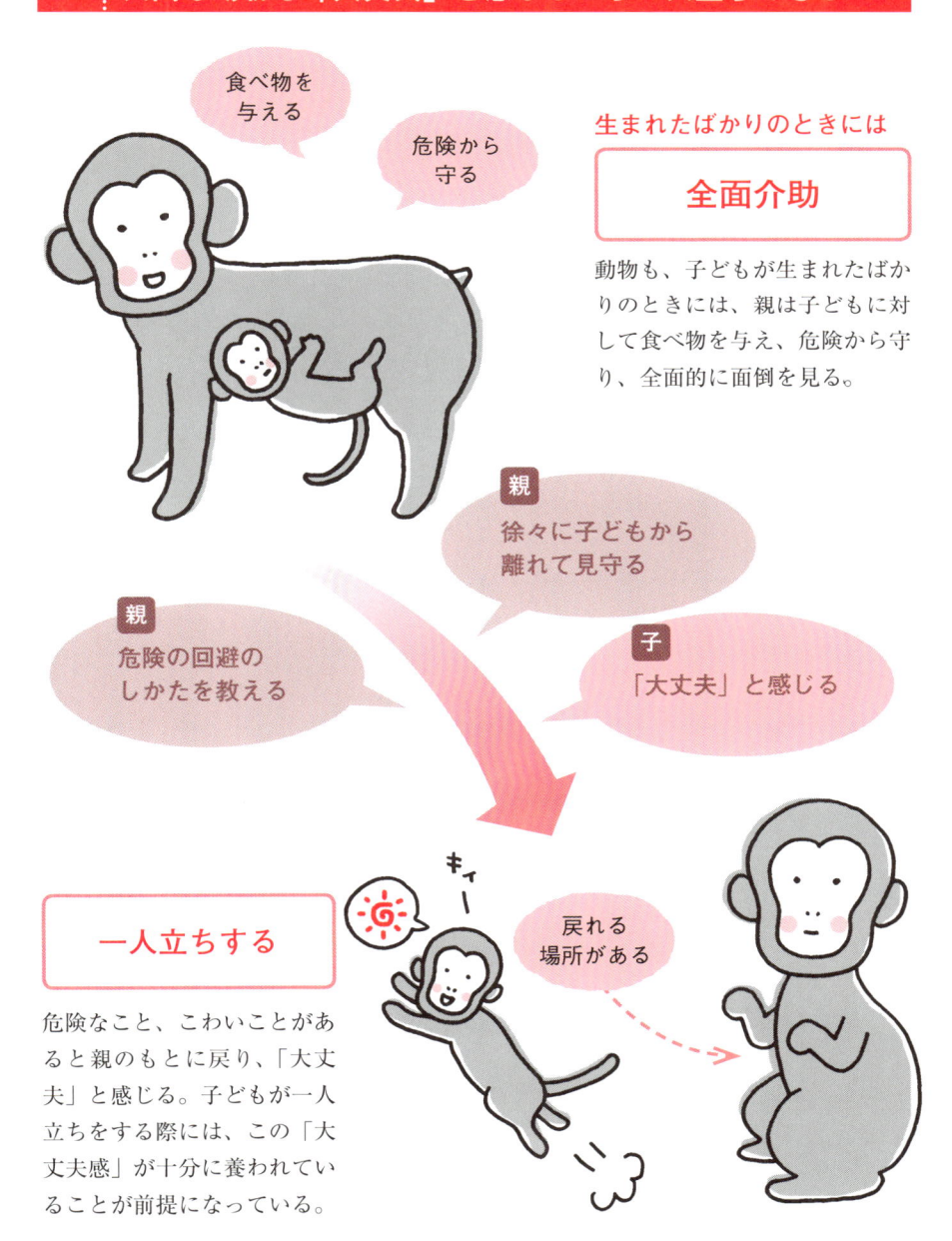

**一人立ちする**

危険なこと、こわいことがあると親のもとに戻り、「大丈夫」と感じる。子どもが一人立ちをする際には、この「大丈夫感」が十分に養われていることが前提になっている。

養育環境❷

# 3歳までの記憶は特別な記憶倉庫に入る

3歳くらいまでのことは、ほとんどの人があまり記憶していないでしょう。しかしこの幼少期の記憶が、実は成長後の人格形成に大きな影響を与えています。

3歳くらいになると、単に親から庇《ひ》護《ご》されるだけではなくなります。いわゆる「しつけ」がはじまり、親から怒られたり、我慢をさせられるなど、自分の思い通りにはいかない経験を積むようになります。こうしたしつけを通して、子どもは社会のルールを覚えていくのです。

また、ものにぶつかって痛い思いをするなどの、日々の小さな失敗や挫折体験を積み重ねていきます。このとき、母親に泣きついたり甘えたりして、「大丈夫よ」と声をかけてもらうことで、子どもは安心できます。

## 「悪い記憶」が残りことあるごとによみがえる

しつけ、我慢、そして親に対する甘えをくり返すことで、子どもは失敗や挫折の体験を糧に、しなやかでたくましく育っていきます。

ところが、親に甘えて、十分に「大丈夫感」を与えてもらえないと、子どもとすれば「見捨てられた」という絶望的な感覚を抱きます。

3歳くらいまでのこのような悲しい体験の記憶は、特別な記憶倉庫に入って、その後は眠っています。そして成長後、とくに思春期になって恋愛などのさまざまな葛藤を覚えるようになると、ことあるごとに眠っていた記憶が無意識下に目を覚まし、この病気に特徴的な行動としてあらわれます。

## 「悪い記憶」が行動や思考に影響を与える

**本来は、記憶が役に立つ**

危険なことやこわいことを体験した場合、その記憶は、同じようなできごとを回避するために使われる。

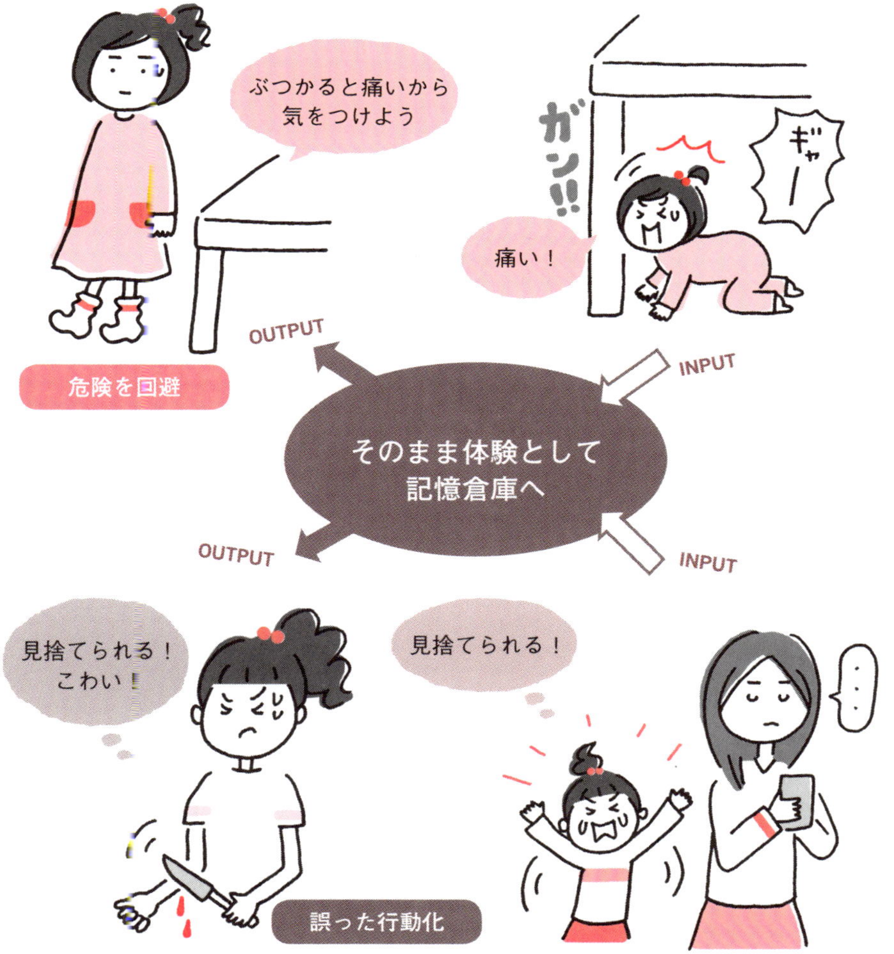
ぶつかると痛いから
気をつけよう
ガン!!
ギャー
痛い!
OUTPUT
INPUT
危険を回避
そのまま体験として
記憶倉庫へ
OUTPUT
INPUT
見捨てられる!
こわい!
見捨てられる!
誤った行動化

**「悪い記憶」が現実の行動を書きかえてしまう**

「見捨てられた」「十分に愛されなかった」という記憶は、大人になってからもことあるごとに放出され、その不安から行動化が起こる。

● 養育環境❸

# 親の障害が子どもの障害を生むことも

ものごとやできごとに対して過敏に反応してしまう、この病気の成因のひとつである気質は、親子で引き継がれることが多いものです。そのため、親、とくに母親も同じ病気だったと思われる例がたくさんあります。

その場合、子育てのとき、子どもに自分と同じような心の傷をつけてしまいやすくなります。たとえば、子どもが泣くと、親から十分な大丈夫感を与えられずに苦しんだ記憶がよみがえり、その不安や葛藤から、つい子どもにつらく当たってしまうのです。

そして子どもはまた、親に見捨てられたと感じ、その心の傷を重く引きずってしまうことになります。

こうして負の連鎖が続くことになるため、どこかでよくない鎖を断ち切る必要があります。

column

### 父親の存在は母親の精神状態を左右する

子どもが健全に育つかどうかは、母親と子どもの関係がいちばん重要になります。では、父親の存在はどうでしょうか。

幼い頃に両親のけんかを目撃し、不安になったことがある人も多いでしょう。夫とけんかをくり返す母親は、精神的に不安定になり、子どもに当たったり無視したり、ひどい場合は育児放棄に走りかねません。

健康的に子どもを育てていくには、夫婦円満であることが必要ですから、その意味で父親の役目は大きいといえるでしょう。

## 自分と重ね合わせ、怒りが湧いてくる

母親自身も、子どもの頃の親子関係に
問題をかかえているケースが多い。

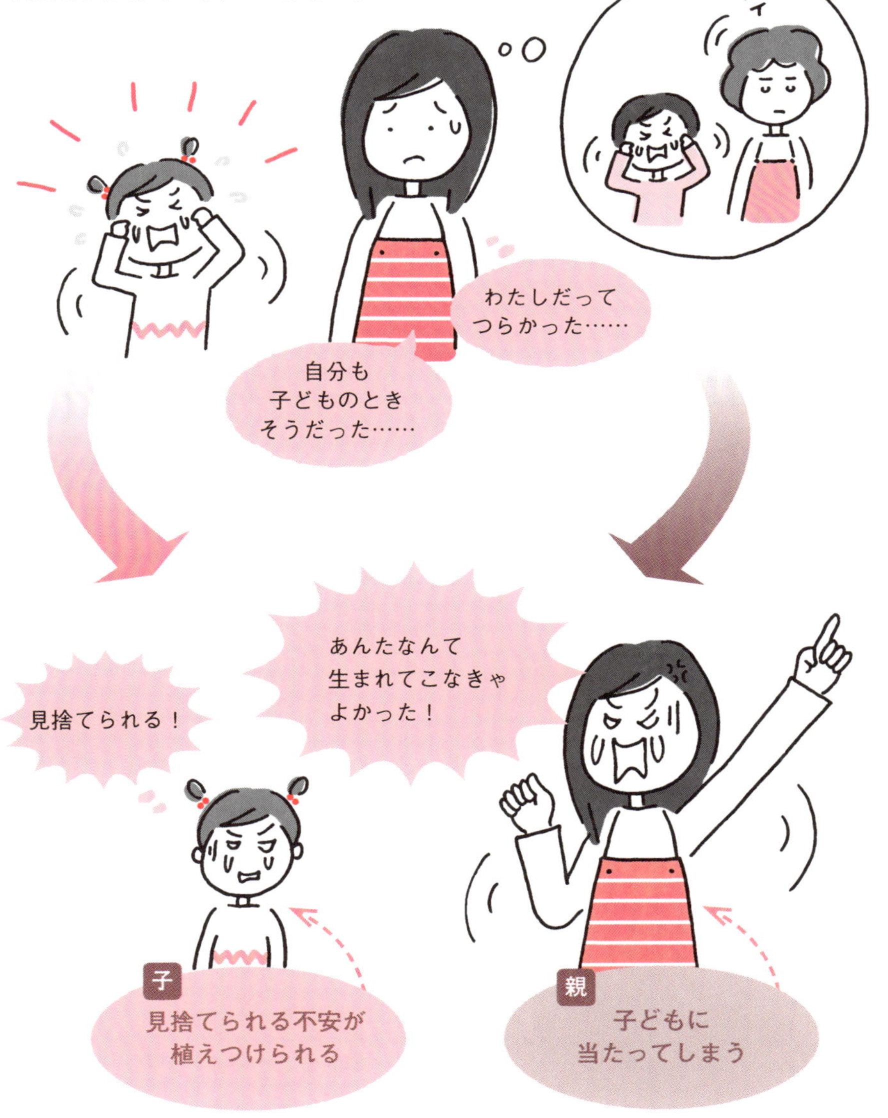
プイ
わたしだって
つらかった……
自分も
子どものとき
そうだった……
見捨てられる！
あんたなんて
生まれてこなきゃ
よかった！
子
見捨てられる不安が
植えつけられる
親
子どもに
当たってしまう

● 受診のきっかけ

# 精神科の専門医のもとで治療をはじめる

他の多くの病気と同様で、境界性パーソナリティ障害も、早期に発見し、早期に治療をすることがとても大切です。ところが、本人も周囲の人も症状で困っていても、受診をためらってしまう場合がよくあります。「この病気はどうせ治らない」とあきらめていたり、「育て方に問題があったと医師に責められるのではないか」といった不安があるためでしょう。

しかし、専門医のもとで適切な治療をしっかりおこなえば、症状を改善することができます。また、原因は養育環境だけにあるのではないので、親が責められることもありません。

一方、不安障害など他の心の病気との鑑別が必要な場合もあるので、自己判断せずに、一度はきちんと受診しておくことをおすすめします。受診先は、精神科や心療内科、メンタルクリニックなどです。インターネットなどを利用して、探してみましょう。

## どこへ行けばよいかわからなければ、公共の機関に相談

いきなり精神科を受診するのがためらわれたり、受診する病院が見つからないときは、地域の保健所や精神保健福祉センターなどの相談窓口を訪ねる方法もあります。保健所では、体の健康だけでなく、心の健康相談にも応じてくれます。その他、心身障害者福祉センター、児童相談所などでも、相談を受け付けています。

本人がこれらの機関に訪れるのがいちばんですが、行くのを嫌がる場合は無理強いせず、家族が一緒に行くか、ひとまず家族だけで相談しましょう。

## 自己判断せず、専門家に相談する

本人が相談をする場合も、家族が相談する場合も、決めつけずに、
具体的な状況を伝えることが大事。

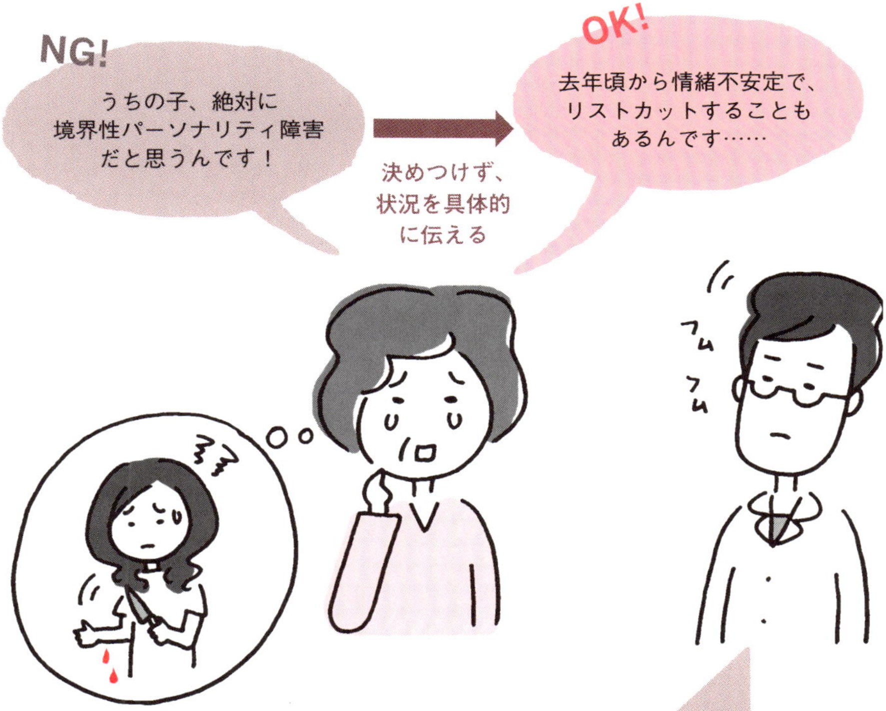
NG!
うちの子、絶対に
境界性パーソナリティ障害
だと思うんです！
決めつけず、
状況を具体的
に伝える
OK!
去年頃から情緒不安定で、
リストカットすることも
あるんです……
フム
フム

### どこに相談する？

**精神科の専門病院、クリニック**

精神科の専門病院には、入院施設があるところも多い。クリニックはアクセスがよく、通いやすいというメリットがある。

**精神保健福祉センター**

全国にある機関で、心の悩みや精神の病気に関する相談に応じたり、専門医のいる医療機関の紹介などをしている。

● 治療の前に

# 治療は「登山」。自分の足で一歩ずつ進む

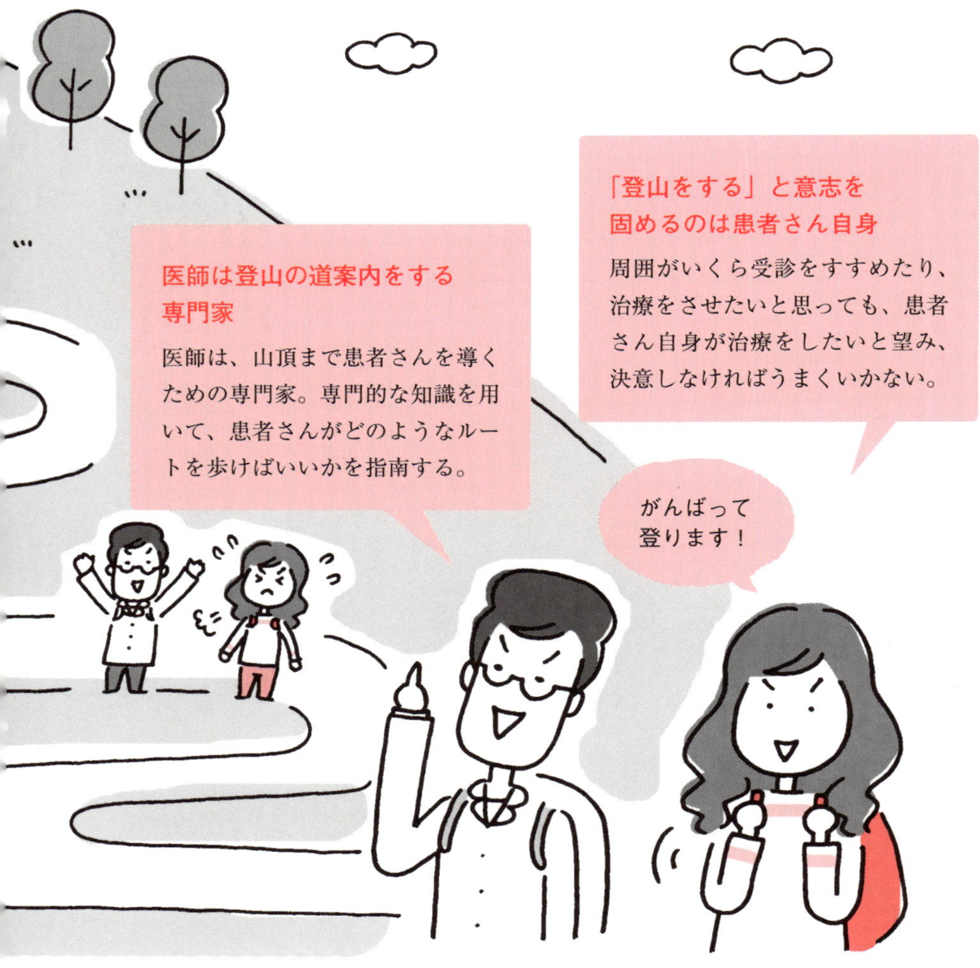


**医師は登山の道案内をする専門家**

医師は、山頂まで患者さんを導くための専門家。専門的な知識を用いて、患者さんがどのようなルートを歩けばいいかを指南する。

**「登山をする」と意志を固めるのは患者さん自身**

周囲がいくら受診をすすめたり、治療をさせたいと思っても、患者さん自身が治療をしたいと望み、決意しなければうまくいかない。

医療機関を受診しただけで、障害が治るわけではありません。
境界性パーソナリティ障害は、患者さん自身が「治療したい」という
強い意志をもたなければ、治療はうまくいきません。
治療はよく、登山にたとえられます。

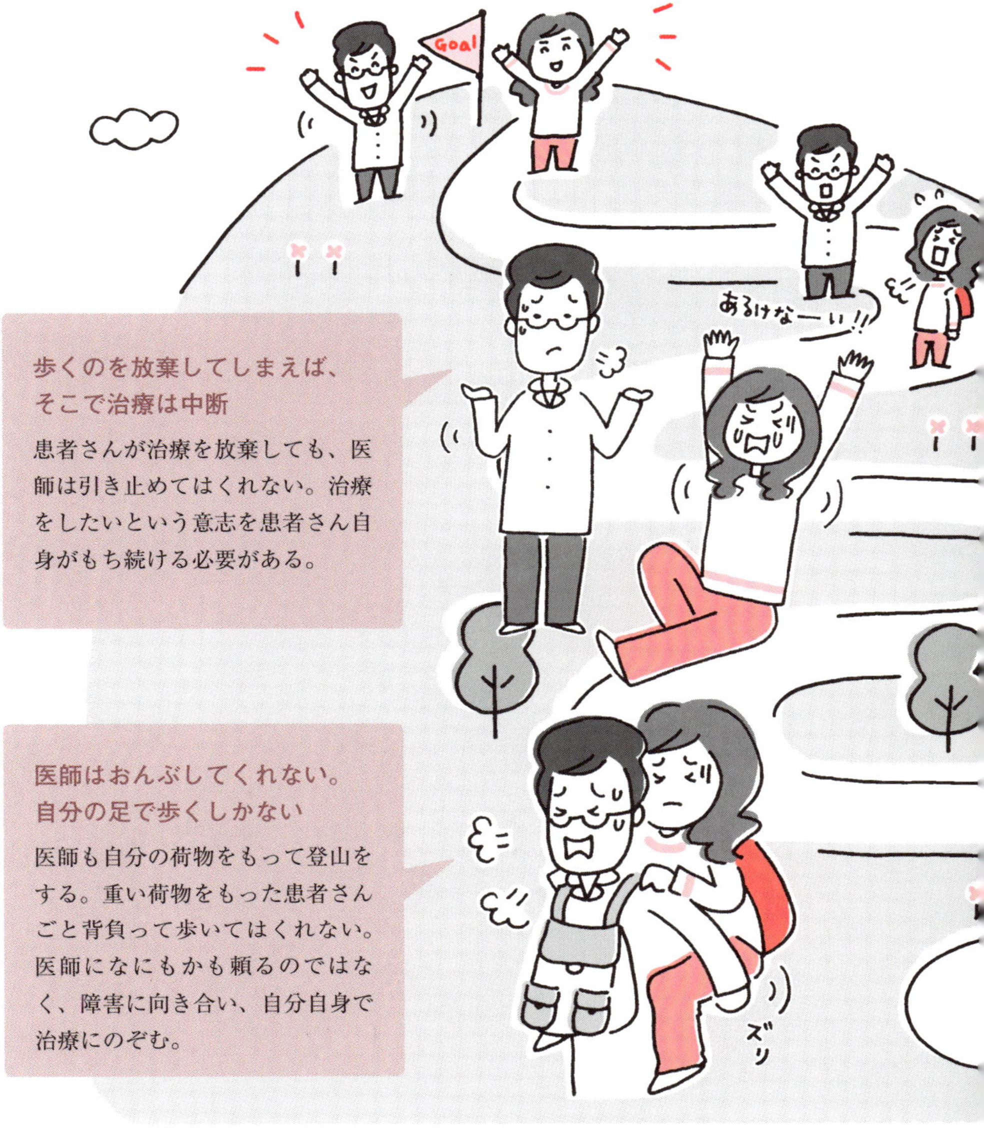


**歩くのを放棄してしまえば、**
**そこで治療は中断**

患者さんが治療を放棄しても、医師は引き止めてはくれない。治療をしたいという意志を患者さん自身がもち続ける必要がある。

**医師はおんぶしてくれない。**
**自分の足で歩くしかない**

医師も自分の荷物をもって登山をする。重い荷物をもった患者さんごと背負って歩いてはくれない。医師になにもかも頼るのではなく、障害に向き合い、自分自身で治療にのぞむ。

● 治療の流れ

# 目標を設定し、治療のルールを決める

境界性パーソナリティ障害は、薬さえ飲めば簡単に治るという病気ではありません。専門医がおこなう治療の中心は、対話をしながら進めていく精神療法です。

1回50分ほどの面談を週に1回程度継続していき、心のなかにある問題に気づき、それを上手に対処できるようにしていきます。

問題は心の奥底にあるので、それを解きほぐすには、時間がかかります。2〜3年はかかると考えてください。

治療のスタートは、医師と患者さんが時間をかけて話し合い、治療の目標を決めることです。そして、左ページに例を挙げたような治療の際のルールを決めます。これは、面談が重なるにつれ、医師と患者さんの治療上の関係が混乱するのを防ぐためです。

column

## 本気で治そうと思うなら 金銭的な負担も覚悟して

長期間の治療にともなって、治療費もかさむのが現実です。

パーソナリティ障害の治療は、原則的に健康保険が適用されます。ただ、長期間の保健診療は、病院側にとって経営面で問題になってしまいます。そのため、全額を負担する自由診療である、サイコセラピストやクリニックを紹介されることがあります。そうすると、高額になります。それでも障害を治したいと、アルバイトをしながら治療を続けている人もいます。金銭的な負担も考え合わせながら、治療をはじめましょう。

## 医師との面談が治療の中心

### STEP1　治療の目標を決める

**医師と何度も話し合い、すり合わせていく**

患者さんの自己評価が低すぎたり、悲観的すぎる場合、目標が低くなりがち。逆の場合もある。時間をかけて、適切な目標を設定する。目標設定に何度かの面談を要することもある。

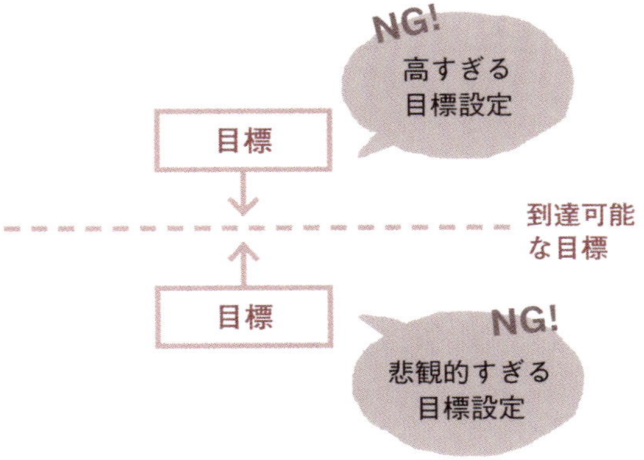
NG!
高すぎる目標設定
目標
到達可能な目標
目標
NG!
悲観的すぎる目標設定

### STEP2　治療の際のルールを決める

**例外は認めず、破ったら治療中止**

面談時間に遅れない、時間内で終了するなど、基本的なルールを設定する。これが守れない場合は治療を中断する覚悟で。

たとえば……

- 予約した日時を守る
- 遅刻しない
- 面談時間は 50 分間だけ
- 医師と話すのは病院のなかでだけ
- 自傷行為は絶対にしない
- 家族に暴力は振るわない

など

### ●医師との信頼関係

# 医師と本人が「責任」と「信頼」を分かち合う

治療をはじめるにあたり、ぜひ知っておきたいのは、この病気の治療は、医師やカウンセラーなどの治療者がおこなうものではないということです。68ページで紹介したように、治療者はあくまで、治癒という山頂に向けて山を登りはじめる患者さんの、ガイドの役割にすぎません。実際に山を登るのは、患者さん自身にほかなりません。それだけに、本人が「病気を治そう」と強く思わないかぎり、よい方向に治療は進みません。

もちろん治療者は、治癒への道を確実に導いていく責任があります。患者さんにも、治療のスタート時に決めた治療契約を守っていく必要があります。

医師と患者さんがそれぞれの責任を果たし、お互いに信頼し合って治療してこそ、治療が進んでいきます。

column

## 薬物療法は補助的な治療にすぎない

治療の中心はあくまでも精神療法です。では、薬物療法はどうでしょうか。

患者さんは多くの場合、抑うつ状態や衝動性、不安や不眠を合併しているので薬物療法を併用します。また、問題行動が激しすぎたり、うつ状態によって自殺する危険があるときにも薬を使って症状をおさえます。

ただし、薬物療法だけで境界性パーソナリティ障害が治るというわけではありません。精神療法との二本柱で治療を進めていくのが基本です。

## きちんと「治療契約」を結ぶ

医師に任せきりでは治療は進みません。
患者さんも責任をもって治療に取り組みましょう。

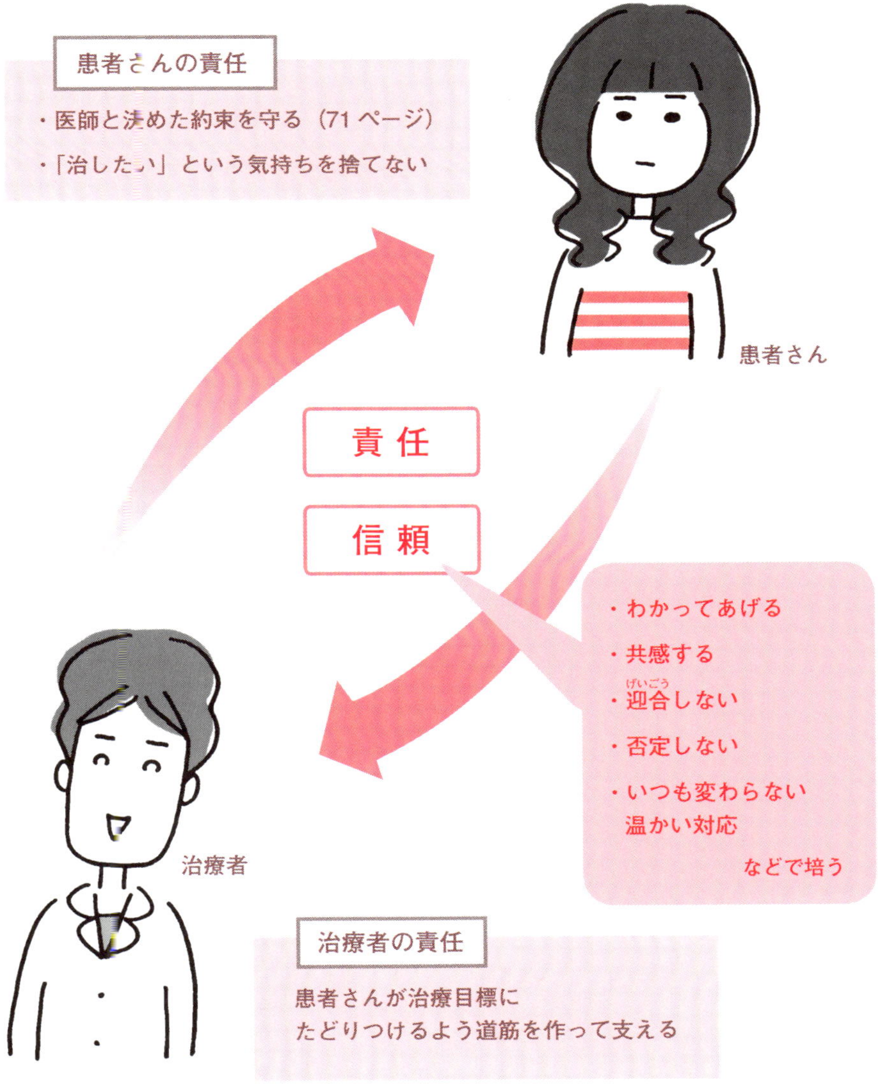

患者さんの責任
・医師と決めた約束を守る（71 ページ）
・「治したい」という気持ちを捨てない
患者さん
責任
信頼
・わかってあげる
・共感する
・迎合《げいごう》しない
・否定しない
・いつも変わらない
温かい対応
などで培う
治療者
治療者の責任
患者さんが治療目標に
たどりつけるよう道筋を作って支える

入院して治療する

# 行動化が激しいときは入院も視野に入れる

## ● きっかけは２パターン

**パターン１**

### 家族の手に負えないほど行動化が激しいとき

自傷や暴力が手に負えない、いつ自殺を図るか片時も目を離せないときなどは、医師が必要性を認め、保護者の同意があれば本人の同意なしで入院できる。

**パターン２**

### 患者さんが自ら入院を希望するとき

家族から離れて、ひとりになりたい、行動化をやめたいなど、患者さん自身が自分の症状に苦しみ、改善したいと思って入院を希望することもある。

境界性パーソナリティ障害の治療において、入院治療も選択肢のひとつになります。

入院にはふたつのケースがあります。ひとつは、行動化によって本人や周囲が危険な状態になってしまう場合です。「医療措置入院」といって、保護者が入院に同意し、精神保健指定医が入院の必要性を認めた場合、本人の同意がなくても入院をさせることができます。

もうひとつは、患者さんが自ら入院を希望する場合です（「任意入院」という）。患者さん自身が「行動化をやめたい」「家族と離れてひとりで考えたい」などの思いで入院するケースです。

どちらにせよ、入院治療は一時的なものであり、症状がおさまってきたら外来治療に切りかえるのが一般的です。

## ●これがないとうまくいかない「入院治療3つの鍵」

**1 なんのために入院するのかを本人が十分理解している**

「ただなんとなく」でも「親に入院しろと言われたから」でもなく、本人が納得しているかどうかがポイント。

**2 治療の目標はなにか、どこまでいったら退院するか明確にする**

主治医と治療目標を十分にすり合わせる。「行動化をおさめる」など、具体的な治療のゴール地点を決める。

**3 入院中の治療のルールを作り、治療者ときちんと共有する**

「深夜の面談はおこなわない」など、24時間体勢だからこそ治療者の限界設定をし、互いに共有する。

がひとつでも欠けると……

**被害者意識**

「自分は入院させられている」「親に見捨てられたからここに来たのだ」などと、被害者意識が強ければ治療を受け入れることはむずかしい。

**入院中の人間関係のトラブル**

ルールをもうけなければ、対人操作による治療スタッフとのトラブルや患者どうしの性的逸脱行為などが発生してしまう。

**いつまでも退院できない、したくない**

目標設定が不十分であったり不明確だと、いつまでも退院できない。

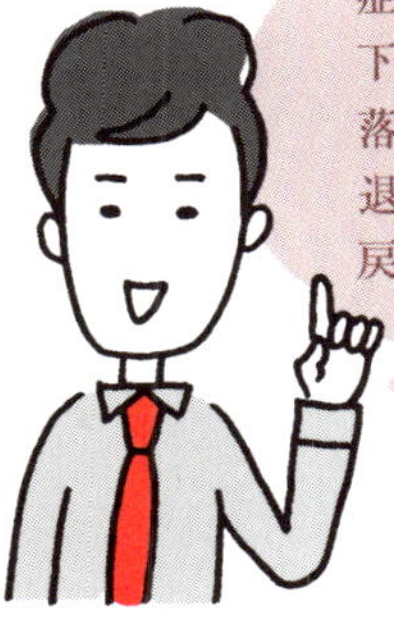

症状の緊急度が下がったり、落ち着いてきたら退院して外来治療に戻すことが多いです

わたしたちを取り巻く環境❷

column

# なにもかも点数で評価される息のつまるような社会

　パーソナリティ障害は、先進国に多いという研究があります。産業が発達し、成果主義が浸透していることはパーソナリティの変化に影響をおよぼしているといえるでしょう。

　小さな頃からテストの点数や偏差値で評価されることで、常に「勝ち」と「負け」に分けられていきます。負け組のレッテルを貼られれば、自己評価が下がっていくのも無理はありません。

## 「価値のある人」は数字で決まる

売上が多い

テストでいい点をとる

高学歴

偏差値が高い

高収入

↓ これができないと……

負け組として切り捨てられる

↓

自己評価が下がる

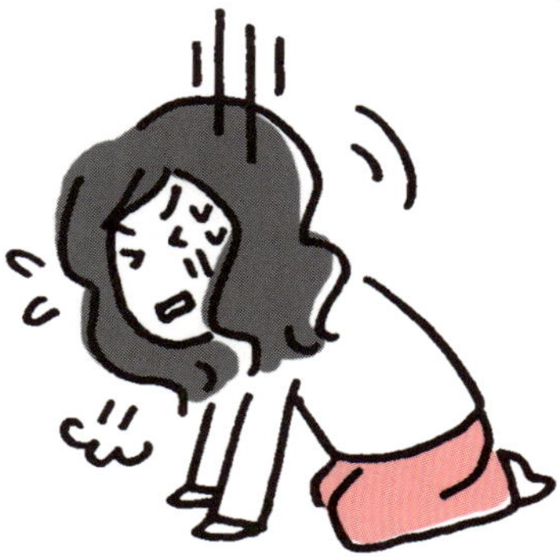

抑うつに負けない！

# セルフコントロール Lesson Book

Lesson Menu

## 5つのLessonで

# 不安や衝動から抜け出す力がつく

**自分のなかで起こっていることを把握し、コントロールできるようになる**

Part.1からPart.3まで、境界性パーソナリティ障害がどのような病気なのか、そしてどのような治療がおこなわれていくのかを見てきました。

言葉ではなかなか人に伝えにくい、モヤモヤとしたあなたの心のうちと照らし合わせ、「そうそう」と共感したり、「そうだったのか！」と深くうなずいたことも、多かったのではないでしょうか。

でも、病気のことが頭で理解できても、それだけで現実が変わるわけではありません。「実際問題、ふだんの生活ではどうしたらいいの？」と、不安になったり不満を感じる人も多いでしょうね。

自分の気持ちや行動をなんとかコントロールして、この苦しみを少しでも軽くしたい。そのために、自分

## メッセージ from Dr.

自身でできることはないのでしょうか。

Part.3で紹介したように、治療の目的は、自分の心のうちにあるものを、目に見えるかたちでとらえることでした。この病気では、本来は一体化しているはずの、「よい自分」と「悪い自分」がバラバラになっていたり、「自分」と「他人」の生き方を同じもののようにとらえてしまいます。

あなたは、実はこのことに気づいていないのです。だからこそ、絶望したり強い不安感にさいなまれて、苦しんだり悩んだりしてしまうのですよね。自分の心の真実に気づくことができれば、現状から抜け出すきっかけをつかめるでしょう。

この章では、自分の真実の声を聞く手助けとなる、5つのレッスンを紹介します。自分の言動を自分できちんとコントロールできる「強い自分」になるために、さあ、ひとつひとつはじめてみましょう。

Lesson1　ふたつの自分

# 「大人」と「子ども」の自分がいることを知る

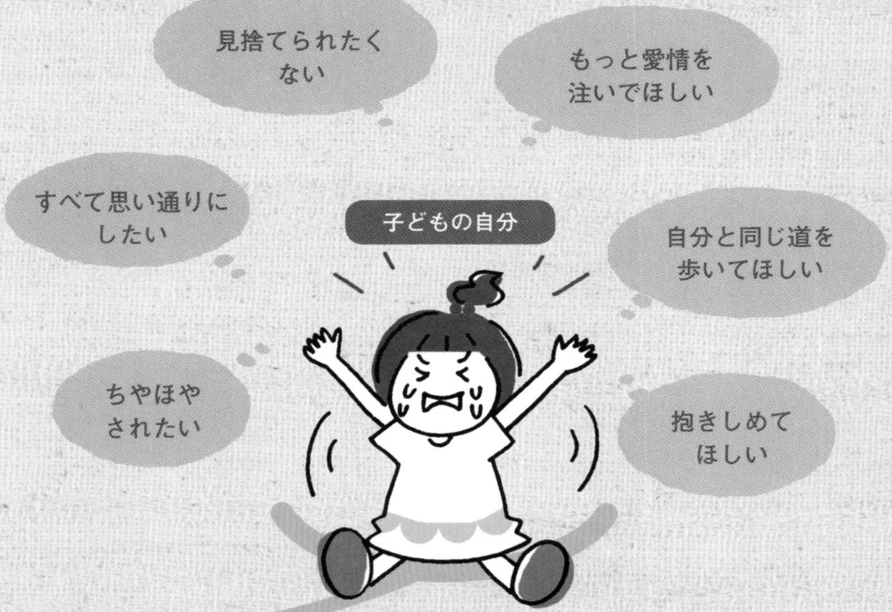

見捨てられたくない
もっと愛情を注いでほしい
すべて思い通りにしたい
子どもの自分
自分と同じ道を歩いてほしい
ちやほやされたい
抱きしめてほしい


見捨てられることを極度におそれたり、愛されたい、すべてを自分の思い通りにしたいという「子ども」の部分。境界性パーソナリティ障害の患者さんは、「子ども」の部分に思考が占領されやすい。

あなたの心の奥には、「子どもの自分」と「大人の自分」が同居しています。そして、ささいなことをきっかけに、子どもの自分が表に出てきて、だだをこねてしまいます。細かい理屈はわからなくても、まずは、それを知っておくことが、レッスンの重要なワンステップになります。

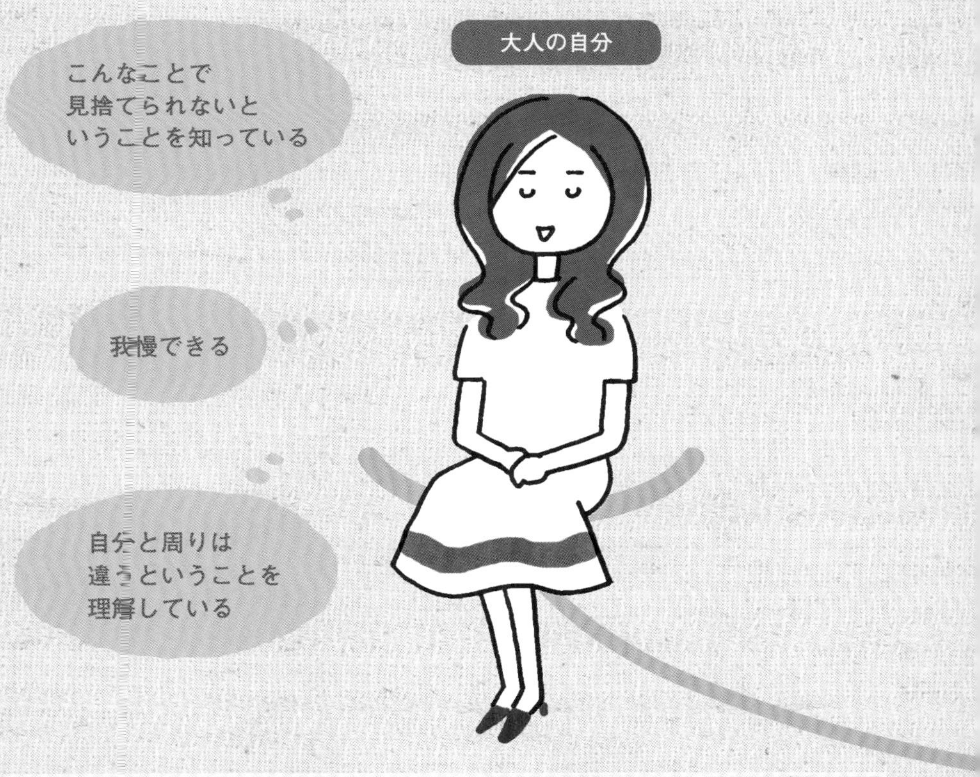

大人の自分
こんなことで
見捨てられないと
いうことを知っている
我慢できる
自分と周りは
違うということを
理解している


このLessonの目標

・まずは「ふたつの自分」がいることを知る
・どちらも「自分」であることを受け入れる
・「大人の自分」の割合を増やしていく（Lesson２～５へ）

Lesson 2　自分を客観視

# 問題行動をふり返り、自分の行動パターンを知る

## STEP1　問題行動が起きたときの状況をふり返り、書き出してみる

かつて自分がしてしまった「行動化」をふり返る。そのときの状況を、下のようにそれぞれの項目ごとに書き出してみる。

2013年 4月3日 深夜

きっかけ

夜中に急に寂しくなって彼氏に連絡したが、
電話に出てくれなかった

感情

さみしい → 怒り

行動

夜中にお菓子を食べまくった
お酒を飲みまくった

その後

気持ち悪くなり、また最悪な気分
むなしい

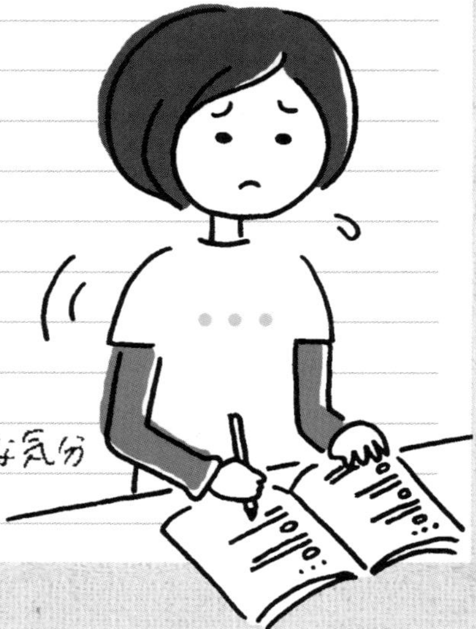

このLessonの目標

・自分の感情の波の「パターン」を知る
・問題行動を起こしても、なにも解決しないということに気づく

## STEP2 書き出したリストを見て分析する

| | |
|---|---|
| ❶ どれくらいのサイクルで起きる？どの時間帯に起きやすい？ | 日付や時間を記すことで「夜に起きやすい」など、感情の波のリズムがわかることも。 |
| ❷ どんなことがきっかけになることが多い？ | きっかけは家族なのか、友人なのか、恋人なのか、どのようなできごとが引き金となるかを知る。 |
| ❸ 感情はどう移り変わった？ | 感情の移り変わりまでふり返りたい。 |
| ❹ やりがちな行動パターンは？ | リストカット、過食など、どのような行動化があらわれるかを把握する。 |
| ❺ 行動した結果、あなたにどんな変化があった？ | 行動した後に、どのような気持ちになったかまでふり返ることが重要。 |

## STEP3 「それで問題は解決した？」と問いかけてみる

行動化によって一時的に気が紛れるかもしれない。しかし、多くの場合、その後に後悔、罪悪感など嫌な気持ちが残ったり、よけいに不安や絶望が強くなったりするはず。ここで「行動化しても問題は解決しない」ことを認識する。

Lesson 3 「過去」と向き合うときのポイント

# 過去の記憶は
# 現状分析のときだけ使う

## STEP1 過去をふり返る

**POINT**

**過去の記憶の扱いに注意して**

過去は、「どうして今の自分はこうなったのか」ということを分析するためのツール。分析が必要なときだけふり返るようにする。

＜今の自分＞

男の人に抱かれていると
すごく安心する

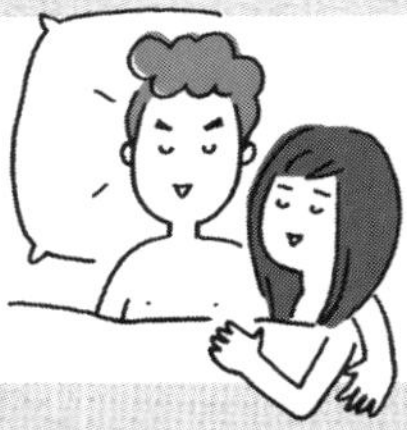

▼

＜過去の自分＞

小さい頃、親は仕事が忙しくて
あまり触れ合えなかった

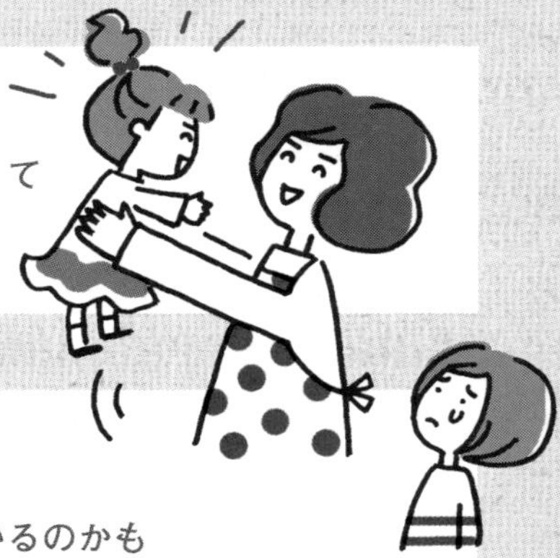

▼

＜分析＞

人と触れ合うことに飢えているのかも

## STEP2 分析が終わったらそこで決別する

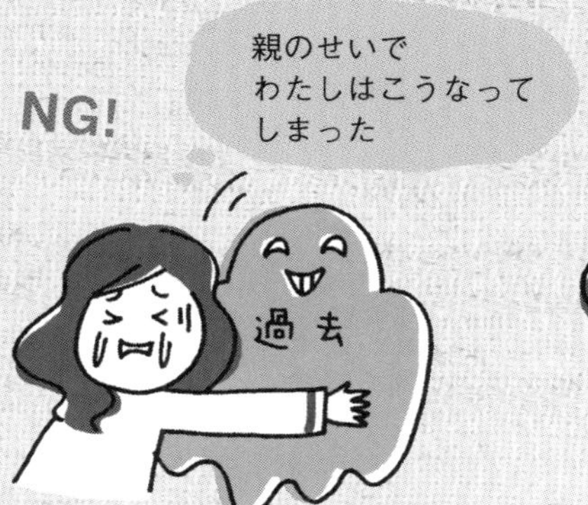
NG!
親のせいで
わたしはこうなって
しまった
過去

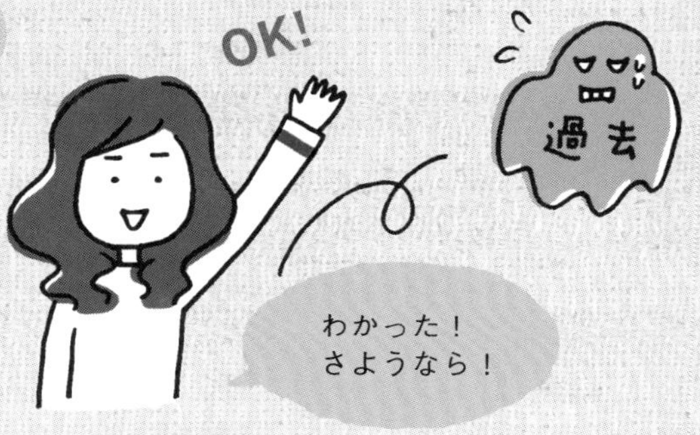
OK!
過去
わかった！
さようなら！

**これでは前に進めない**

ふり返った過去にすがりつき、いつまでもそこにとどまろうとするのはNG。過去にタイムスリップすることはできない。

**過去とは決別する**

分析が終わったら、過去を引きずらず、そこで終了する。

## STEP3 「ではどうしたらいいか？」を考える

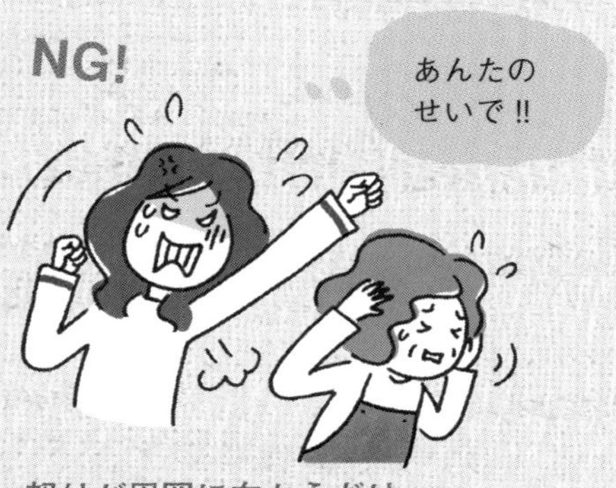
NG!
あんたの
せいで!!

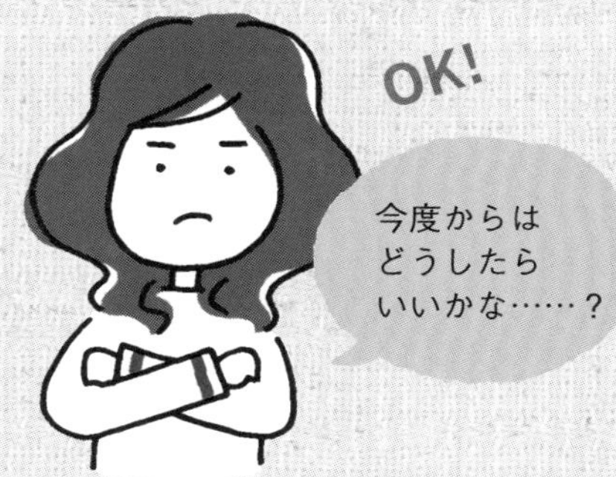
OK!
今度からは
どうしたら
いいかな……？

**怒りが周囲に向かうだけ**

過去を断ち切れずにいると、過去に怒りが向いてしまう。「自分は悪くない」という気持ちにもなりやすく、治療しようという意欲も下がってしまう。

**治療につながっていく**

過去をふり返り、現状を分析したら、そこからどう治療していくかを考えることで、治療につながっていく。

Lesson 4　幻想を捨てる

# 自分のなかの
# 勝手な幻想と決別する

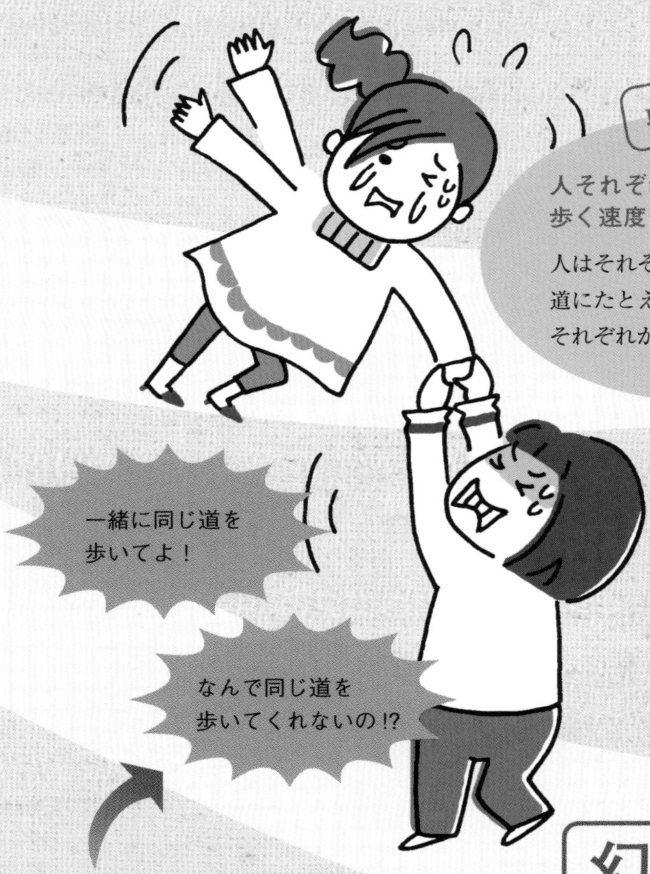

一緒に同じ道を歩いてよ！
なんで同じ道を歩いてくれないの!?


POINT

**人それぞれ歩く道も、歩く速度も違う**

人はそれぞれの人生を生きている。道にたとえると、道の形も、質も、それぞれが歩く速さも違う。

## これがあなたがとらわれている　幻想

「相手も自分と同じ道の上を歩いてくれるはず」というのは幻想。この思い込みがあるから、相手が自分の期待通りに動いてくれないと深く傷ついたり、怒りが湧く。

### このLessonの目標

- 自分と他人は別々の道（人生・生活）を歩いているということを知る
- 相手は自分の思い通りに歩いてくれないということに気づく

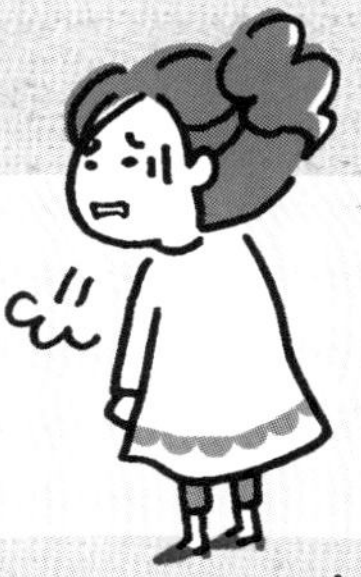

POINT

**他人を完全に自分色に
染めようとするから離れていく**

相手にあなたの期待ばかりを押しつけ続けると、相手は疲弊し、結果的にあなたのもとを離れていってしまう。

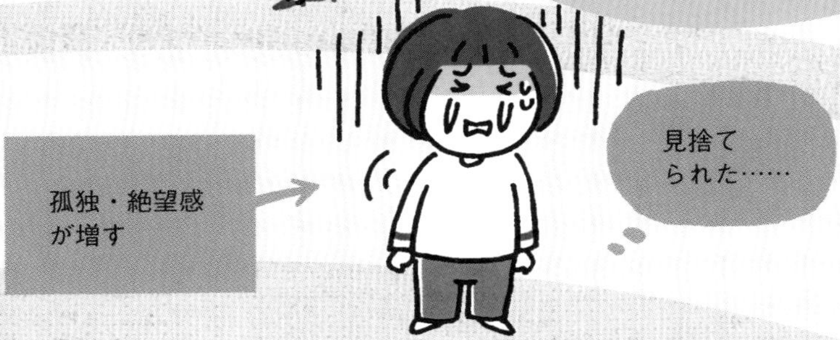
孤独・絶望感
が増す
見捨て
られた……

「お母さんはわたしを愛してくれなかった」と言うけれど……

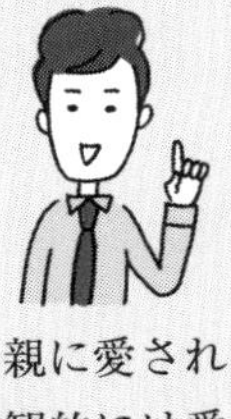

**お母さんも「お母さんの道の上」では
あなたのことを愛していたはずです**

「親に愛されていない」と訴える患者さんが多いですが、親に話を聞くと、客観的には愛情がなかったとはいえないケースが多いです。他人はもちろん、親といえども、あなたと同じ道を歩んでいるわけではなく、あなたの思いとは別のところで親は子どもを愛しているのです。自分とは違う感じ方や生き方があるのだとわかれば、相手の言動も理解できるようになります。

# 衝動や不安におそわれても踏みとどまれるようになる

STEP 1

## 「今それをすることで本当に問題は解決する？」と自分に問いかける

不安や衝動におそわれたとき、行動を起こしそうになる。
そんなときに一度立ち止まって、自分に問いかけてみる。

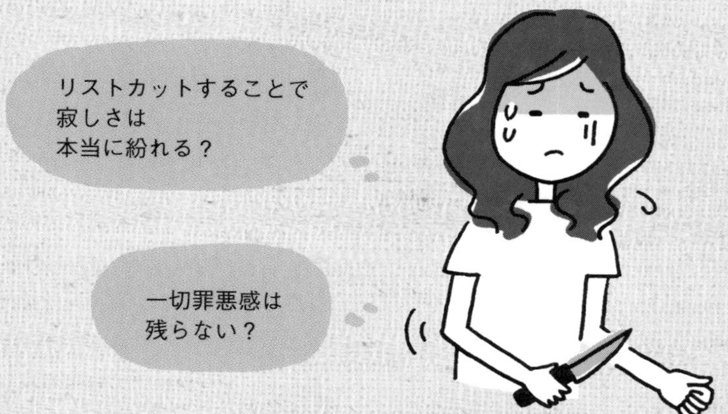
リストカットすることで
寂しさは
本当に紛れる？
一切罪悪感は
残らない？

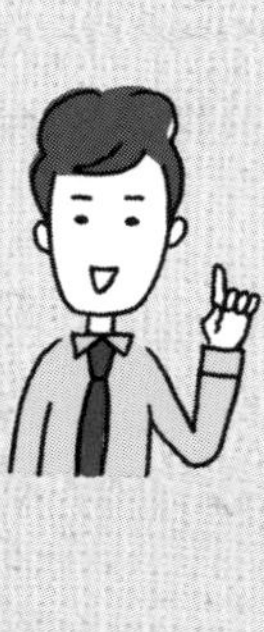

Link
Lesson 2へ

**答えは確実に NO。**

行動化を起こしたとしても、気が紛れるのは一瞬だけ。後からきっと後悔や罪悪感が残ります。ふだんから問題行動をふり返っているあなたならわかっているはずですよ。

いくら心の問題が理屈でわかっても、衝動的行動や抑うつの嵐に、いつも負けてしまうのは、それがあなたの逃げ道になっているから。最後のレッスンは、感情の嵐におそわれても、自分の言動をなんとかコントロールできるようにするトレーニングです。

## STEP 2 逃げられないのなら 正面から向かい合って30分耐える

実際に不安や衝動の波がおそいかかってきたときは、
逃げるのではなく、真正面から向かい合う。

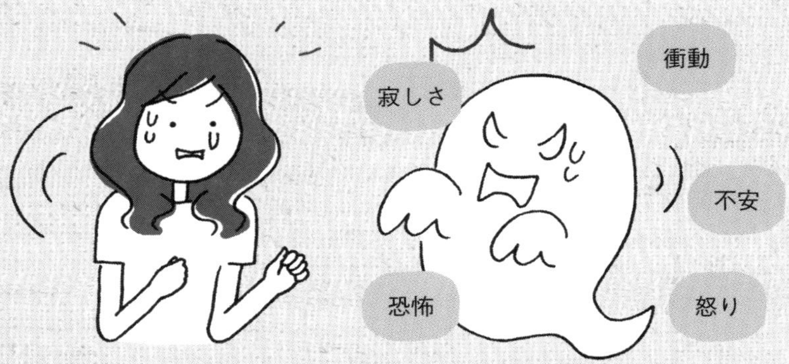


### 逃げても逃げても追いかけてくる

感情の波がおそってきたとき、今までならそこから逃れようとさまざまな行動化をしてきたはず。しかし、それではなにも問題は解決しないうえに、どこまでも追いかけてくる。疲弊してしまうだけ。

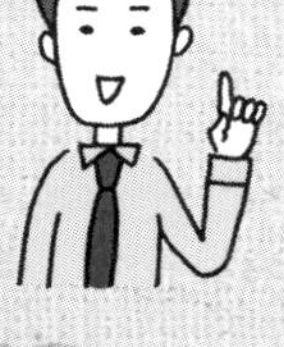

### 30分を積み重ねていきましょう

感情の波は、長くても30分で去っていきます。その30分間、まずは耐えてみてください。最初はつらいかもしれません。30分乗り切った自分を褒めながら、回数を重ねていきましょう。

## STEP3 「子どもの自分」に感情が占領されていることに気づく

**感情の波と向かい合っているとき、**
**「こわい」と感じているのは「子ども」のあなた。**

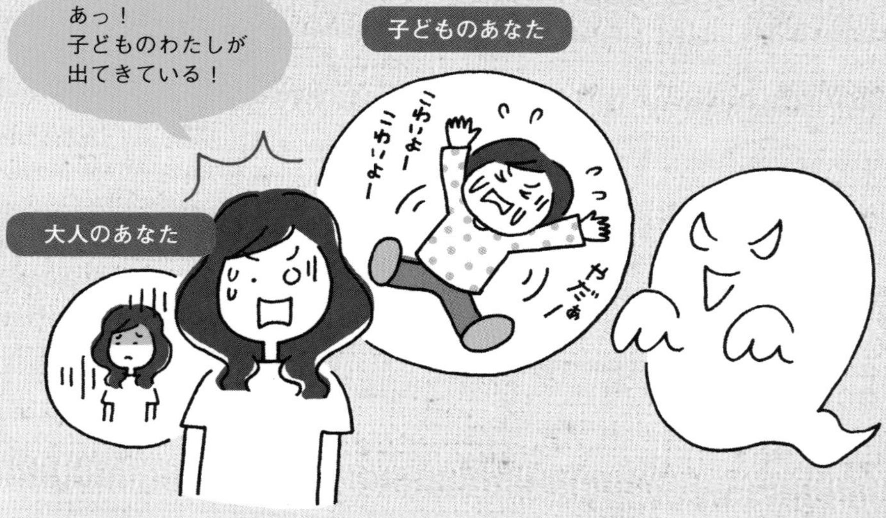

あっ！
子どものわたしが
出てきている！
子どものあなた
こわいよー
こわいよー
やだぁー
大人のあなた


### 「大人」のあなたが不在になっている

Link
Lesson1へ

強い衝動や不安感におそわれているとき、頭のなかのほとんどが「子ども」の自分に占領されている。大人の部分が不在になり、制御ができなくなっている。

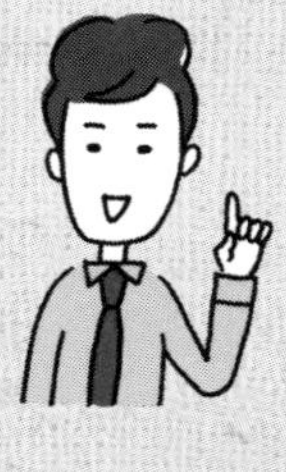

### 「子ども」のあなたがそうさせている、と気づくだけでも違います

本当のあなたは立派な「大人」。その大人の部分が十分に機能していないことに気づきましょう。そこに気づくだけでも大きな前進です。

## STEP4 「大人」のあなたが「大丈夫だよ」と教えてあげる

「子ども」のあなたが強くなっていることに気づいたら、
「大人」のあなたの出番。

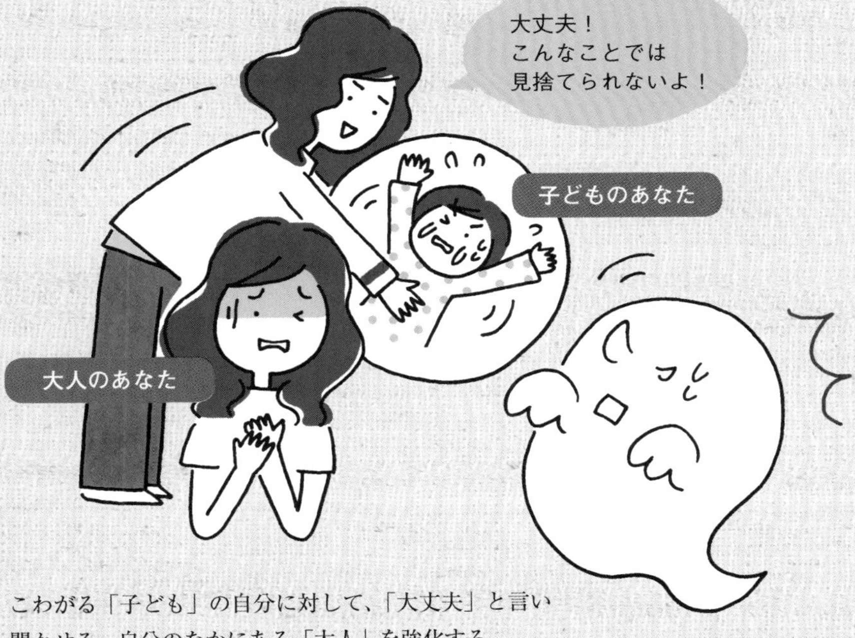
大丈夫！
こんなことでは
見捨てられないよ！
子どものあなた
大人のあなた

こわがる「子ども」の自分に対して、「大丈夫」と言い聞かせる。自分のなかにある「大人」を強化する。

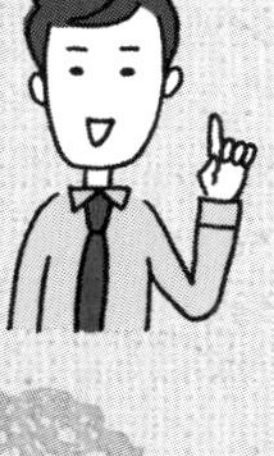

**最初はむずかしくてもくり返すうちに「大人」のあなたは強くなっていきます**

自分のなかの、常識をもった冷静な「大人」の部分で、「子ども」のあなたを安心させてあげましょう。大人のあなたは、「こんなことで心は壊れない」ということがわかっているはずです。

周囲の対応法

# 「理解しようとする姿勢」が患者さんの支えになる

## ●周囲はくたくたになりがち

最初は患者さんに手を差し伸べるが、振り回されるうちに耐えられなくなる。

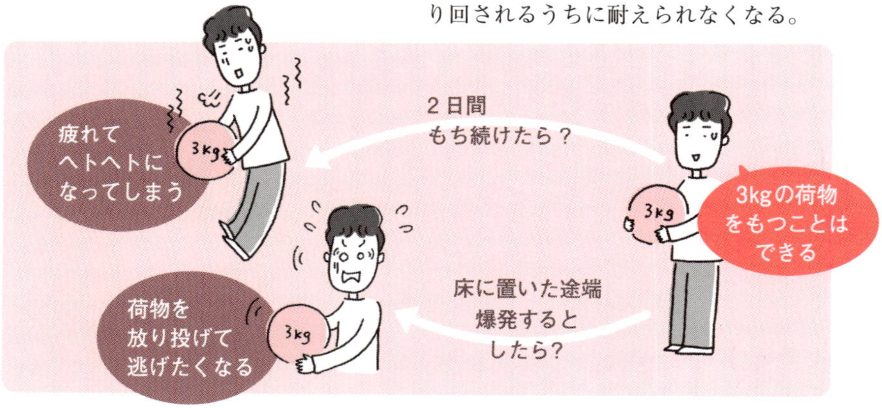
3kgの荷物
をもつことは
できる
3kg
2日間
もち続けたら？
疲れて
ヘトヘトに
なってしまう
3kg
床に置いた途端
爆発すると
したら?
荷物を
放り投げて
逃げたくなる
3kg

パーソナリティとは、「外界（周囲）に対する反応のしかた」です。患者さん自身はもちろんつらいですが、周囲もたいへんつらい思いをします。

患者さんに頼られれば、誰でも、最初は「助けてあげたい」と思うもの。しかし、急に手のひらを返したように暴言を吐かれたり、夜中に電話がかかってくる日々が続いた場合、どうでしょうか。

周囲の対応として、大切なことは「適度な距離をおく」ということに限ります。患者さんに対して、できること、できないことをきちんと決めて接するようにします。冷たく感じるかもしれませんが、患者さんのつらさを理解し、「どんなときでも変わらない存在」でいてあげることこそ、周囲ができる、最大の優しさであるといえます。

## ●家族の対応ポイント

**POINT 1** 家族ができること、専門家に任せることはしっかり住み分けをする

NG
家族で治療
しようとする

家族で治療しようとしてもうまくいかない。治療は専門家に任せ、家族は家庭で温かく見守る。

**POINT 2** 患者さんの気持ちを「わかろうとする」「わかっているつもり」はNG

患者さんの話に耳を傾け、なにがつらいのかを理解しようとする。わかったつもりになって決めつけたり、反論するのは禁止。

**POINT 3** 「だめ」「がまん」「だいじょうぶ」が合言葉

**「だめ」**

約束を破ったときなどははっきりと「だめ」と伝える。

**「がまん」**

患者さんは我慢できずに衝動的に行動してしまうことが多い。ぐっと耐える心を育てる。

**「だいじょうぶ」**

見捨てられる不安をかかえている患者さんに対し、誰も見捨てない、大丈夫だということを伝える。

**POINT 4** 近づきすぎず、離れすぎず、つねに変わらない距離感でいる

94ページのように、できること、できないことを線引きして、それを順守する。「例外」を作らない。

## ●状況別対応法

こんなときはどうする？

**自傷行為をしたり、「これから死ぬ」などと言う**

↓

**「そんなことをしなくても見捨てない」と伝える**

患者さんは見捨てられる不安から自傷行為をして相手を引き止めようとする。「大丈夫、手首を切ったりしなくても見捨てたりしないよ」と伝える。

**頼られすぎる、依存される**

↓

**「これ以上はできない」という範囲を決める**

依存する患者さんを受容し続ければ、要求はエスカレートするばかり。「メールや電話は22時以降はしない」など、対応する範囲を決めて、それを上回ることはしない。

**嘘をつく、約束を守らないなどの違反行為**

↓

**社会的な措置をとることも検討する**

職場などで、人間関係をかき乱して業務に支障が出る場合などは、出勤停止など、社会的な手段で対応することを検討する。

**暴力を振るわれる**

↓

**危険を感じたら逃げる**

暴力にだまって耐えていては、周囲もボロボロになってしまう。危険を感じたら「これ以上あなたのそばにはいられない」と言って距離をおく。警察、医療機関への相談も検討して。

## 治療のゴール

# あなたを支配している「亡霊」がいなくなれば、そこがゴールです

「私はこのまま、一生治療を続けていくのだろうか。治療に終わりはやってくるのか……」

治療中は、そのような疑問や不安がつきまとい、明るい明日を思い描けないかもしれませんね。

どうなったら治療が終わるかは、実は人それぞれなのです。感情のコントロールができるようになったとき、仕事に復帰できるようになったとき……。

ただ、ひとつだけはっきりしているのは、あなたの心に棲みついていた「亡霊」が消え去ったときが、治療のゴールだということ。自分自身で作り上げ、あなたを振り回してきた亡霊の消失は、そのときがくれば、あなたも医師も、自然に感じとれるものです。

心の自由を取り戻して治療を終え、社会に溶け込んでふつうに暮らしている人はたくさんいます。今はまだ不安や迷いがあっても、明日のゴールをめざして、前向きに治療を続けていきましょう。

●参考資料
『精神科臨床ニューアプローチ５　パーソナリティ障害・摂食障害』
上島国利監修・市橋秀夫編（メジカルビュー社）
『リストカット―自傷行為をのりこえる』林直樹（講談社）

監修者……市橋《いちはし》秀夫《ひでお》

東京医科歯科大学医学部卒業。同大学の神経精神医学教室で精神医学を研修。都立松沢病院精神科医員、東京都精神医学研究所兼務研究員、都立墨東病院神経科医長、福島大学障害児病理教授を経て、1995年、市橋クリニック開院。日本うつ病学会評議員、日本精神病理学会評議員、外来精神医療学会理事、日本芸術療法学会評議員。精神科治療学編集顧問。島崎島薗学術賞受賞。

---

心のお医者さんに聞いてみよう

境界性《きょうかいせい》パーソナリティ障害は治せる！

2013年 5月29日　初版発行
2022年 2月11日　8刷発行

監修者　市橋《いちはし》秀夫《ひでお》
発行者　塚田太郎
発行所　株式会社大和出版
東京都文京区音羽1-26-11　〒112-0013
電話　営業部03-5978-8121／編集部03-5978-8131
http://www.daiwashuppan.com
印刷所　信毎書籍印刷株式会社
製本所　ナショナル製本協同組合

乱丁・落丁のものはお取替えいたします
定価はカバーに表示してあります
©Hideo Ichihashi
2013　Printed in Japan
ISBN978-4-8047-6223-4